The Tobacco War of Taiwan

菸草戰爭

葉金川◆策劃　詹建富、林妏純◆著

反菸路上感恩行

嚴道

一八四〇年鴉片戰爭，英國利用兵艦大砲來侵佔利用我國市場促銷鴉片，一方面毒害我國百姓，一方面賺取我們的金錢。當時湖廣總督林則徐鑑於鴉片煙毒誤國而起來抵抗，他說：「鴉片若不禁止，數十年後中原幾無可以禦敵之兵，且無可充餉之銀。」於是在他堅決禁煙之下，虎門銷煙的壯舉，成為震驚世界的大事，也在人類禁毒史上留下輝煌的第一章。

今日的美英大國的國際菸草商，利用他們強大的國力，美國過去用三〇一法案促銷香菸給第三世界的弱勢國家，吸菸有害健康在先進的國家差不多人人皆知，因此吸菸的人口下降，菸草商不擇手段開拓國外市場，亞洲地區包括日本、韓國甚至台灣，我們國力薄弱也無法單獨抵抗，我結合了亞太地區國家聯合拒菸。

香菸在我國民間的生活習慣上已根深柢固，甚至有「飯後一根菸快樂似神仙」的俗語，客人來敬一根菸，逢年過節、人情往來又是送菸，要在這種環境下推動拒菸實在困難。我從小在吸菸的家庭中成長，大約從十一、十二歲開始吸菸，從此尼古丁菸癮上身，到五十二歲我右肺切除一大葉，我在康復之後決定將餘生奉獻社會，開始了拒菸宣導的工作。初期的拒菸工作相當不容易，我開始我的苦行僧工作，到處去演講宣導拒菸，有一次在一所大學裡對同學講話，隔日，該學校的教授在中央日報投稿罵我是共產黨，說我利用拒菸教導學生對老師不尊重、侮辱師長。但幸運的是，有一位公正講理的中央日報的工作者，也在旁邊寫了一些公正鼓勵我的文字，要我不怕失敗、不怕批評，努力以赴。

在拒菸路上我首先認識孫越，也是大家的孫叔叔，在一次扶輪社開會時，他坐我身旁，他講起為了自己吸菸而傷害了不吸菸者的健康，他決心戒了菸，當時他拍了一部「二手貨」，我告訴他我決定借用「二手貨」作為拒菸宣導主題，於是我們創造了「二手菸」這個名詞。孫叔也在之後正式成為董氏基金會的終身義工。

還有一位終身義工吳伯雄，他任台北市長之時，在一次採訪中我在電視上看到他吸菸，我特地找時間和他說，他是一位公眾人物，且為當時年輕人最喜愛的政治人物之一，不但是台北市民的典範，也是許多青少年學習、模仿的對象，吸菸有害健康而他的健康應屬於大家的，結果他決心把菸戒了。

終身義工陳淑麗，我們叫她阿麗，是孫叔叔將她介紹給我的，真的讓我感動萬分，她奮不顧身、因公忘私，為了公益也把拍戲的工作耽誤了，演藝圈的人不再找她拍戲，她收入也沒了，有一次拍廣告，她收到酬勞又一一將錢捐出來給慈濟、董氏等數個公益團體，結果捐過了頭還要貼老本，真是一位傻大姊，在此我也表達一些對她的感恩。

拒菸是一艱鉅且沒有止境的工作，也是一件終身奮鬥的目標及責任，我的期許是無菸世界早日來臨，人類可以過著健健康康的生活。在這篇序結束之時，除了之前感謝的三位終身義工之外，我還要感謝這十八年來歷任的衛生署長，這也是國外拒菸領袖最羨慕的部分，有了政府的支持，民間拒菸團體向前行的步伐自然就能加快。

除了政府部門的支持外，也有許多長伴我們左右的民間團體，多項看似艱困的議題，就在大家共同推動之下一一克服而完成，從成立初期的消費者文教基金會、新環境基金會、環境品質文教基金會、主婦聯盟基金會、殘障聯盟、陶聲洋防癌基金會等，到近期之台灣醫界聯盟基金會、厚生基金會、環保媽媽環境保護基金會、華岡法學基金會、台灣癌症基金會、新生命基金會、牙醫師公會全聯會等，藉由各領域之民間團體之協助，才將菸害防制工作由「點」的累積進入「線」的連結。

而制定菸害防制法及開徵健康福利捐，更將菸害防制工作推向全面化的境界，在這過程中，立法委員的協助與指導是我們最大的資產，我要感謝謝欽宗委員、丁守中委員、靳曾珍麗委員、郝龍斌委員、陳其邁委員、李慶安委員等，雖然多位委員已卸任或轉為他任，但他們在菸害防制工作上所烙下之痕跡是不容抹滅的。至於菸害防制的宣導，各界的媒體朋友也給予基金會莫大的幫助，不論是平面、或電子媒體，所以在我們舉辦的記者會中，我都會感恩地向到場的媒體朋友們致謝，因為他們的協助，菸害防制的宣導工作才能收事半功倍之效。

最後我要向我最親愛的基金會同仁致謝，他們就像我的家人一樣，面對這樣龐雜而資源有限工作，仍能跟著我不斷地堅持下去，我今年已八十二歲，已經是大家口中的老頭子了，但我都能這樣活力充沛地面對每一天，除了我太太的悉心照顧之外，就是基金會的同仁們給我的能量，謝謝我生活上及工作上的家人，讓我的生命如此豐富、盈滿。

中華民國九十一年七月五日

開創菸害防制新紀元

李明亮

吸菸，已經被全世界公認為健康的「頭號殺手」，根據世界衛生組織的估算，平均每年有將近四百萬的人口，死於吸菸所引起的疾病，預計到二〇三〇年時，每年將有一千萬人因為吸菸導致死亡，比起因肺結核、愛滋病或意外因素導致死亡的總人數，還要高出許多。台灣的統計數據也顯示，因罹病而死亡的人口中，每五位就有一人是因為吸菸造成的；每年因吸菸致病死亡的人數大約為一萬人，每年因吸菸所造成的疾病，花掉全民健保醫療費用一八〇億元。種種數據顯示，因吸菸所犧牲的身體健康與所付出的經濟成本，已嚴重影響到國家的競爭力。

台灣在國際經貿的壓力下，進口洋菸大行其道，國人的吸菸率，持續攀升；青少年在菸品新穎的包裝、動人的廣告及精緻的贈品吸引下，更是誤將「酷」與「炫」和吸菸劃上等號。有鑑於此，衛生署乃展開一連串反制菸品的活動，包括民國七十六年訂定「不吸菸運動推廣三年計畫」、七十九年研訂「台灣地區菸害防制五年計畫」、八十六年完成「菸害防制法」立法並於同年九月實施、八十九年完成開徵菸品健康福利捐的立法工作、九十年研擬「菸害防制法修正草案」送交立法院審議……。在這些重大法案的制定與相關措施的推動過程中，幸有董氏基金會的大力協助，才讓一切努力，得以開花結果。

目前世界各國，同樣面臨菸害問題，為強化全世界各國家及地區的菸害防制合作網絡，分享反菸策略與健康促進經驗，世界衛生組織特別於一九九九年，擬定全球菸害防制公約（The Framework Convention on Tobacco Control，FCTC），內容包括提高菸價、全面禁止菸品附送贈品及菸商從事贊助活動、強力反擊菸品廣告、提供可近性的戒菸途徑、擴大無菸環境、控制菸品走私等，預定二〇〇三年完成公約內容，送請各國簽署。因應國際潮流，我國將與世界各國同步，共同抑制菸品的增加及菸害的擴散，衛生署亦將更積極推動各項菸害防制的工作。

欣悉董氏基金會為記載該會近十九年來戮力推動國內菸害防制的歷程，特出版《菸草戰爭》乙書，讓國人能了解菸害防制工作的艱辛，分享菸害防制的成果，並發現當前面臨的困境，思考未來應有的作為，感其意義重大，用心至善，特誌數語，以之為序。

（本文作者是行政院衛生署署長）

我的反菸歷程

林信和

我對菸害的反感，以及對於反菸活動的堅持，常令我的朋友吃驚、佩服、不以為然，或甚至反感。

事實上，我的家人不抽菸，我未曾受過家菸荼毒。我先是在外頭受到菸熏，感到不適，繼而在菸害最嚴重的三個國家，德國、日本、中國大陸先後受到香菸的侵襲，才根深柢固我反對菸害的決心。

別以為德國什麼都好，你只要看到德國佬（其實似乎女多於男）不管別人不適與死活，到處吞雲吐霧，包括在班機上一根接著一根的抽，再加上亂丟菸蒂，尤其是地下鐵道上滿佈著難以清除、掃也掃不完的菸屁股（真的好慶幸台北捷運站內禁止吸菸），保證你會瞧不起德國人！這就好像你不會看得起在飛機上喝得醉醺醺、大發酒瘋，順便吃女空服員豆腐的「阿本仔」一樣。事實上，日本人在飛機上嗜菸的惡劣行徑，與德國人不相上下，同樣令我深惡痛絕！

所幸，在董氏基金會的努力下，國內航線及絕大部分的國際班機都已經全面禁菸，乘客、空服員及航空公司同免菸害。

至於中國大陸，只要看到電視上人手一菸、「吹菸」裊裊、大小通「吸」（菸幕中不乏嬰兒、小孩）的畫面，你就可以想像在這個「菸煙」大國想要逃過菸害的荼毒，不論在室內、還是在室外，幾乎是不可能的！

製售香菸的大資本家固然鼓吹大家抽菸，賣菸的小販、菸廠的工人、種菸的農人也主動或被動員起來反反菸（有時候，我想像他們真的好像核電廠的員工，既畏懼核電莫名之傷害，卻必須配合電力公司的要求走上街頭反反核一般）。藝文、體育界人士已經夠艱困了，因恐菸商的贊助縮水，也加入反反菸的行列；立法委員則「覬覦」菸商慷（他人之）慨的政治獻金或「拿人家的手軟」，每有暗中或甚至「光明正大」地為利菸環境遊說的。甚至就連政府，尤其是財政部，恐怕也樂見大家努力吸菸，增加公賣收益（現在已改稱菸稅、捐）。至於吸菸者自己，除了有些自知理虧的外，恐怕大部分的癮君子都反反菸吧！

所以，反菸這檔事不但是對財大氣粗的菸草公司宣戰，同時也跟政（府）、商（業）、藝文、體育（界）、「偽民喉舌」的「利委」、販夫走卒，以及你身邊的親朋好友、甚至包括師長在內的人作對。這個吃力不討好、簡直像「全民公敵」的角色，的確很少人願意擔綱演出、以身試「罰」，甚至有些形象端正的政商名流，連表態支持一下也「很知退」（hesitate）的。

所以，佩服嚴老先生、孫叔叔、淑麗姊之餘，我趕緊正經八百的加入反菸行列；以台灣為基地、到美國串聯，還到世界各地支援國際性的反菸活動。

個人的能力總是有限的，但團結就是力量。就反菸而言，我將堅持五個繼續，此生不渝：一、繼續抵制容許抽菸的餐廳、場所；二、繼續影響我身邊的人不抽菸、戒菸；三、繼續為菸害相關法令鑽研、把關；四、繼續為菸害訴訟撰狀、出庭；五、繼續為反菸團體加油、賣力！

我雖不抽菸，但這樣的誓言，作為「菸草戰爭」的前序，夠嗆了吧！

（本文作者是董氏基金會義工）

為健康而戰

葉金川

第一次與董氏基金會的接觸，是在一九九五年，我擔任健保局總經理時。那次董事長嚴道、終身義工孫越、陳淑麗及菸害防制組主任林清麗，為了董氏拒菸大使「關之琳」全國宣導案仍缺少兩百萬元經費的事宜約訪。當時的衛生署長張博雅相當支持此案，但礙於衛生署宣導經費有限，建議嚴道董事長向健保局詢問合作的可能性，她認為菸害的教育宣導及社會教育工作，都是政府應該做的。於是我在會面當下就允諾與董氏基金會共同合作這項宣導案。

另外，我實在不忍高齡的嚴董事長，具知名度的孫越和陳淑麗再為這兩百萬元四處奔波、卑躬屈膝地拜訪。民間團體的慘淡經營，是第一次與基金會接觸的深刻印象。之後董氏基金會持續進行各項宣導案及推動「菸害防制法」，直到一九九七年立法院通過「菸害防制法」，創造了菸害防制的新里程碑。在這同時，健保業務也如火如荼的進行，我必須經常上電視、接 CALL IN，不變的是，我都會戴著阿麗姐（陳淑麗）那次約訪幫我戴上並且一再囑咐不能拿下的禁菸徽章上電視。之後幾次與嚴道董事長再碰面時，他總說在電視上看到我一直別著禁菸徽章及一再感謝我對菸害防制工作的大力宣導。

我擔任董氏基金會執行長做的第一件事，是提出徵收每包菸品十元健康福利捐的主張，在心裡則一直是盤算著，如何以有限的資源作最有效的運用，能以小搏大。之前，基金會在菸害組主任林清麗的主導下曾提出一元健康捐，當時中時晚報醫藥記者林妏純很認同，也在中時晚報以相當版面報導，健康捐的方向是正確的，在金額上卻必須有很大的調整空間。隨後，我借調台北市政府衛生局任職，基金會同仁依然在這個議題上鍥而不捨，勇往直前。甚至為達成任務，與主張漸進調漲的學者鬧得不歡而散。我在基金會的時間相當有限，但林林總總的小故事不斷，在我內心的衝擊和撼動實在無可言喻，我想，基金會十八年的歷程中，一定還有更多令人動容的片段值得被紀錄。

一九九八年我代表基金會參加在菲律賓舉行的第五屆亞太地區拒菸協會大會，大會邀請我針對台灣菸害防制工作進行報告，而我報告中的資料大多來自一九九五年衛生署署長張博雅任內所編定的台灣地區公共衛生發展史。可惜的是，董氏基金會在台灣幾乎已成為反菸的代名詞，但對菸害防制工作的資料卻缺乏有系統的整理和記錄，特別是一九九七年三月四日通過的菸害防制法，這個事件可以說是反菸歷史上的里程碑，而反菸工作的這一點成就，它的背後，必然是許多無名英雄的努力堅持，和感人故事的累積。我希望能將這一點一滴熱情投入的活動和精彩片段保存下來，於是有了出書的念頭。

決定出書後，我和菸害組主任林清麗討論，她也相當贊同及興奮，並立刻找中時晚報生活組林妏純組長幫忙。妏純更是一口答應，於是第一位作者就這麼阿沙力地出現了，但基金會十八年的菸害防制歷程算是很龐大的工程，加上當時林妏純除了身繫中晚生活組的重擔之外，也正在修習碩士學位，為使此書能儘快進行，我們商量的結果，找來另一位基金會的好朋友，民生報醫藥生活組資深記者詹建富，他也義不容辭地加入。談妥作者陣容後，我暫時離開董氏基金會任職臺北市政府衛生局，這本書的規劃階段則因而停擺，在這段醞釀期中，妏純已完成碩士學業、建富更完成他的終身大事。

二〇〇一年，我自臺北市政府衛生局返回基金會工作，再度聯絡兩位忙碌的作者，這才好不容易押著兩位作者進入筆耕階段。在我們緊迫盯人、軟硬兼施下，作者們終於在二〇〇二年四月陸續交稿。稿件進來後，我們發現兩人文稿的筆調頗不相同，妏純的比較結構性，類似事件考據，而建富則以故事記述為主，我和總編輯葉雅馨討論為了讓調性略為一致，於是開始調整兩大記者的文稿。在此之前，民生報醫藥組主任李淑娟還因我修改記者文章，而戲稱我為「修理葉」。為了不辜負此封號，我也就大膽進行兩位作者的修稿工作，保留兩人的特性而增加不足之處，在建富的文稿中增加新聞片段，在妏純的文稿中則加入相關故事，本書於是以現今的風貌呈現，在此特別聲明，如果書上結構有所缺失，本人在此先告罪，想來是當初思慮不周惹的禍。

這本書描述台灣菸害防制工作的歷程，並記錄這項工作所有無名英雄的成就，從中美菸酒談判、菸害防制法的通過、菸品健康捐的開徵等，這些用歲月辛苦累積的成績背後，有著許多不為人知的辛酸，這些戰果也是用汗水和淚水換來的代價。

我原本並不看好社會運動，而置身在民間團體後，才深刻體認這些社會運動倡導者的艱辛及貢獻，總是默默地、一點一滴地改變民眾的健康觀念。這本書定名《菸草戰爭》，用「戰爭」一詞主要是形容在菸害防制過程中的激烈與堅持，雖然戰爭是殘酷的，卻也是不得已的手段，而與其說這是反菸團體與菸商的對決、不吸菸者與吸菸者的對立、或是吸菸者心中存在戒菸與否的猶豫掙扎，不如說這本書的戰爭指的是人類面對疾病與健康的選擇。

這場戰爭仍在繼續，雖然我們仍處在戰役中，但內心卻愈來愈清楚這場戰役的真正目的是為了人的健康。

中華民國九十一年六月二十九日

War of Taiwan

菸草戰爭

【目錄】

The Tobacco

前　言

二〇〇二年五月九日，立法院衛生環境及社會福利委員會，在媒體鎂光燈的吸引下人聲鼎沸，委員也難得齊聚會場，在熱鬧中似乎還充斥著一股劍拔弩張的氣氛，一場菸害防制法修正案的攻防戰即將展開。一九九七年九月正式施行的「菸害防制法」，至今即將屆滿五年，為使菸害防制法更完備，以達防制菸害，維護國民健康的宗旨，於是菸害防制法修法草案開啟了反菸及菸商的對決，這場對決甚至被形容為「小蝦米對大鯨魚」。

反菸團體的立場，主要為禁止菸品廣告促銷（包含衍生性商品）、保護青少年並為維護非吸菸者的權益，公共場所、工作場所全面禁菸等；而反方即以菸害防制法陳義過高，執行會有困難而力主放寬。在大批媒體的關心下，雙方全力舌戰互不相讓，但值得注意的是，原本因為利益衝突而互有心結的台灣菸酒公賣局和國外菸商，為了避免被反菸團體各個擊破，這次竟然盡棄前嫌，兩方代表同心齊力聯手遊說運作。菸商們運用迂迴和拖延戰術，反菸團體卻為苦無著力之點而乾著急。

二〇〇二年六月三日禁煙節，董氏基金會召開記者會，中興大學財經法律系高玉泉教授表示，某菸商為規避菸品不得做電視廣告的法律規定，假借賣手錶廣告行菸品行銷之實，遊走法律邊緣。此類手錶電視廣告的畫面、標誌設計，和某平面香菸廣告幾近相同，不由讓人有「掛羊頭賣狗肉」的聯想。高教授也公布其研究顯示，號稱賣手錶的此類廣告於一九九六年在台灣播出，共有十五個版本，手筆之大令人咋舌！此特定手錶業者一年花八、九億的廣告費，去促銷一年銷售量僅五千多萬的手錶，在「殺頭生意有人做，賠錢生意沒人做」的思考下，業者花大錢買廣告的理由令人懷疑。這項變相的菸品違規廣告消費群多鎖定為青少年及女性，讓政府及民間團體的反菸努力被抵銷了一大半，此特定菸商之市場佔有率，五年來從百分之一二．七％增為二一．二％，實在很難令人相信手錶和菸品無關。

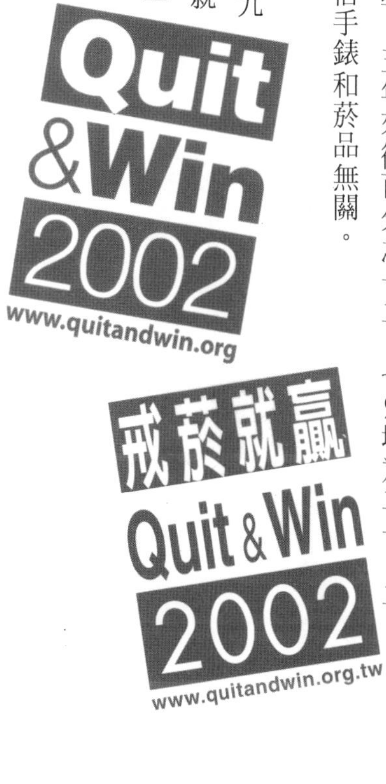

二〇〇二年六月九日的「二〇〇二戒菸就贏」頒獎典禮，衛生

署國民健康局、贊助部分經費的法瑪西亞公司及董氏基金會，在一片掌聲及恭喜聲中快樂地進行著，其中最受矚目的是，來自彰化縣的參賽者許團阿公，以九十三歲高齡獲頒十萬元最高齡獎，阿公說「吃菸嘸好，會害到厝內的囝仔大小」，被孫子笑稱為「清朝人」的許團阿公，因不忍曾孫吸他的二手菸，戒除了七十六年的菸癮，並決定將獎金留給曾孫當學費，戒除菸癮的許阿公還說「改菸之

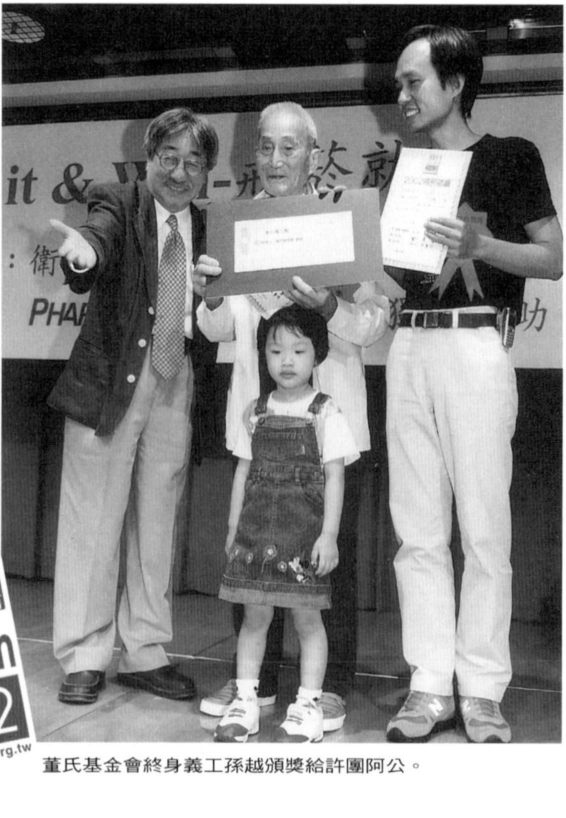
董氏基金會終身義工孫越頒獎給許團阿公。

戒菸就贏 Quit & Win 2002
www.quitandwin.org.tw

Quit

後，卡麥庫庫嗽，飯嘛呷卡多！」由於戒菸一夕成名，街坊鄰居看到阿公，都會自動把菸藏起來。

「二〇〇二戒菸就贏」活動，是台灣第一次參加的國際性戒菸比賽，全球共有九十八個國家參加，國內共有兩萬三千組報名參加，而全國近四百五十萬的吸菸者，大多數人仍在菸海中浮沈，一幕幕個人與菸草抗戰的故事在各個角落不斷地進行。

這一齣齣精彩的菸草戰爭片段，肇因於一九八五年的中美菸酒談判，美國以其強大的國力，在菸酒問題上，要求我國做一連串的開放及退讓。我國談判代表的鬥志在美方的「三〇一法案」報復的威脅下崩解粉碎。這樣的場景實有時空錯置的感覺，一如一八四〇年的「鴉片戰爭」，英國的船尖砲利變成了美方的「三〇一法案」，閉關自守的清朝政府演變為無法堅持說「不」的我國政府，喪權辱國的《南京條約》轉換為開放菸品進口及同意部分廣告促銷的協定。在這場反菸團體與菸商的戰役中，一直處於弱勢挨打地位的反菸陣營並未退卻，面對富可敵國的跨國菸商，反而不斷聚集力量地持續堅持下去。

一九九七年三月四日，反菸陣營終於在多年努力下，搶攻了第一個指標性的灘頭堡——通過菸害防制法。二〇〇〇年三月二十八日，另一個灘頭堡也被建立了，立法院通過修正菸酒稅法，政府得在加入ＷＴＯ後，開徵五元菸品健康福利捐。

如同已逝的盧修一委員對董氏基金會的小小怨言：「如果董氏基金會能早一點成立，早一點推動立法院室內都禁菸、都沒有二手菸，不抽菸的我或許就不會得肺癌了！也不用這麼辛苦對抗癌細胞了！」菸害防制法的通過，不僅提供了菸害防制工作的法源依據，更伸張了非吸菸者的權益，非吸菸者有拒絕菸品的權益，是整個菸害觀念的覺醒，也是國民健康的重要指標。

而開徵菸品健康福利捐，則解決了推動菸害防制工作長期以來的困窘財源。開徵菸稅前，衛生署一年的菸害防制總經費，只有一千六百萬元左右，相較於菸商動輒數億元的廣告促銷經費，反菸陣營有如以血肉之軀對抗菸商們的長槍利砲，沒有全軍覆沒已屬難能可貴。菸品健康捐最深層的意義是，建立關心吸菸者健康的機制，也是首次結合醫界共同參與菸害防制工作，關心協助並鼓勵全國四百五十萬吸菸者進行戒菸工作。

國際局勢的改變更是左右這場菸草戰爭的重要因素之一，尤其是美國政府的菸草政策，從雷根時代（一九八一年至一九八九年）的中美菸酒談判，到柯林頓時代（一九九三年至二〇〇一年）的菸商黑暗期，直到小布希時代（二〇〇一年至今）的菸商反撲，富強有勢的跨國菸商，在雷根時代、老布希時代（一九八九年至一九九三年）可謂呼風喚雨，柯林頓時代菸商在美國飽受約束，就菸害訴訟而言，不論是個人或集體、美國本土或國際，接二連三的敗訴或和解，菸品銷售率也不斷地下滑，這個時期是反菸陣營的全盛期，我國也乘著這陣難得的反菸順風，接連通過菸害防制法及開徵菸品健康捐。

但菸商們是不會如此輕易就舉白旗投降的，小布希當選後，嚴格的控菸政策也急轉直下，菸商正式反撲，各項菸害訴訟陸續遭到駁回或擱置，為了尋求菸品新市場，第三世界國家及亞洲各國成為菸草公司心中的新樂園，第三世界國家普遍的問題是：巨額預算赤字、長期糧食缺乏、物價飛漲、外債高築、通貨膨脹及政治不穩定等，國際菸草企業假借菸業及菸廠提供第三世界國家重要的工作機會，於是稅收、肺癌與香菸消費成長率自然齊頭並進。

而亞洲國家龐大的人口及剛開始起飛的經濟市場，正是菸草公司眼中的大肥羊；菸商們適時地扮演稅收來源者、工作機會提供者，及藝術、文化、運動、環保活動贊助者的角色，將菸品推廣至其他國家，一向仰美國鼻息的亞洲國家，自是菸品傾銷最好的新大陸，而全球最大香菸消費國的中國大陸，更是各菸草公司必爭的市場。跨國菸草商賣命的演出都反映在他們的股價上，二〇〇〇年美國前三大的菸草公司，在道瓊工業指數表現強勁，連獲利也呈現高成長的態勢，這些都是以第三世界國家人民的健康和生命堆積出來的成果。

國內情勢似乎也呼應著國際情勢，台灣省菸酒公賣局隨著台灣於二〇〇二年元月加入世貿組織（ＷＴＯ），菸酒專賣體制正式走入歷史，並於七月改制為公司完成民營化。民營化之後的公賣局，將是不折不扣的菸草商，在尚未改制完成之前，公賣局就已經與國外菸商共同攜手合作，企圖遊說立法院通過菸商版的「菸害防制法修正草案」，以董氏基金會為首的反菸陣營，首次面對土洋合流的菸商勢力，可謂腹背受敵，一場菸草戰爭的肉搏攻防戰勢難避免。雖然國內外菸商合作的陣仗頗為嚇人，但反菸陣營的戰力也不容小覷，除了關心全民健康的行政院衛生署及以傳播健康為己任的國民健康局之外，連醫界、學界也全力加入菸害防制工作，開徵健康捐後，更提供充足的彈藥（財源）與菸商廝殺。

在國際上，菸商們一向最反感的世界衛生組織（ＷＨＯ），也將菸害防制列為重點工作。現任ＷＨＯ秘書長的布郎蘭博士，曾在一九九八年的就職演說中特別強調菸品是殺手（Tobacco is a killer），藉以提醒世人與日俱增的菸品消耗量及菸品危害。世界衛生組織更預測到了二〇三〇年，全球一年因吸菸致死的人數預計將增加為一千萬人，佔全球死亡人數高達一二%，布郎蘭秘書長認為

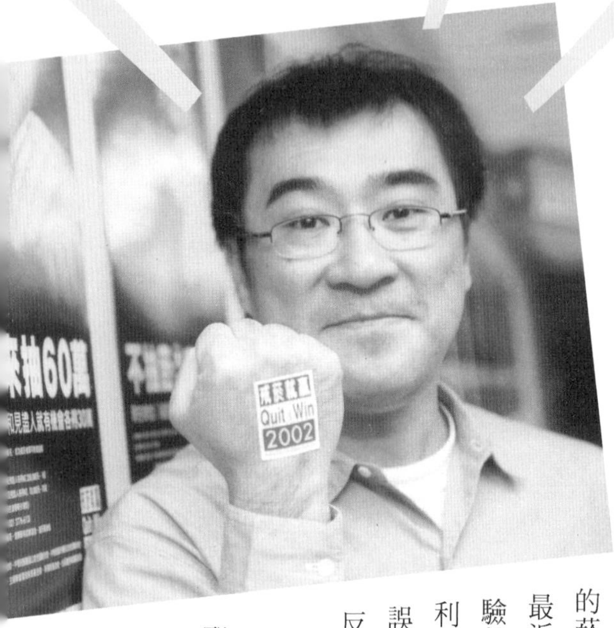

全球必須要有更強的聯盟關係來對抗菸草危害，她全力推動「國際菸害防制架構公約」（The Framework Convention on Tobacco Control；FCTC），這是WHO第一個發起、制訂的國際公衛條約，顯示菸害防制工作是WHO現階段最重視的工作。

在菸商和反菸團體的勢力互有消長時，全球的菸品消耗量卻依然日益增加，如果「香菸」是最近才推出的商品，恐怕連初步的「安全」檢驗都無法通過，但因著它特殊的背景及龐大的利益糾葛，才造就這人類消費史上最大的錯誤，也因著這個錯誤，菸草戰爭是非戰不可，反菸陣營更是抱著非勝不戰的決心。

此時彷彿又見到林則徐打動道光皇帝的那份禁煙奏摺，文中一針見血地指出：若再聽由鴉片氾濫下去，則數十年之後中原再無

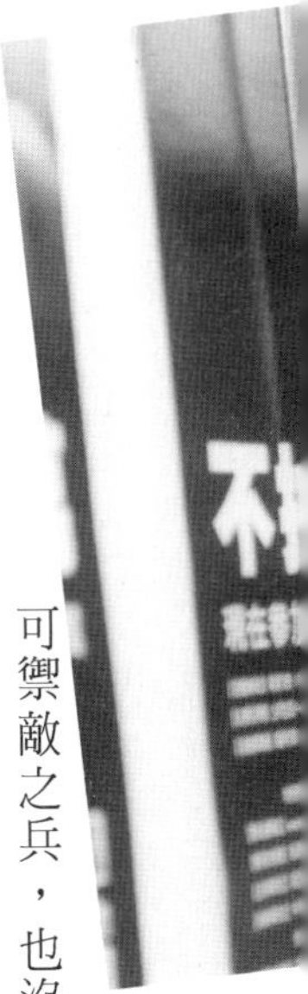

可禦敵之兵，也沒有可以充餉之銀。林則徐以一己之力阻止東亞病夫的蔓延，憑藉著愚公移山的決心，他將棒子傳了下來，雖然路途崎嶇難行，但這場菸草戰爭勢將持續下去，直到全民贏得健康為止。

Chapter 1

中美菸酒談判

一九八五年中美貿易談判，為了避免美方「三〇一」法案的報復，我方以籠統模糊的說法答應牽扯各項複雜關係的美國菸酒問題，如：我國公賣制度及其利益、菸酒之促銷廣告、產品標示、倉儲、進口程序與計價等，美方都曾試圖將其擴充解釋，把原來我國未必想退讓的部分一併納入，許多爭議及糾紛因此而起，導致第一次中美菸酒談判歷經五度繁複細瑣的談判會議及無數次的折衝溝通，前後共費時一年才達成協議。

政府基於國家整體利益考量，容許洋菸挾出人意表的低稅率優勢介入國內市場，以換取菸品廣告減量，但是站在民間團體的立場，美方對我菸酒市場的要求，在美國菸商的特權要求下，已超過我國所應承受，大舉入侵的進口菸品已然開啟了二十世紀末的「新鴉片戰爭」。

◇◇◇

一九八六年十一月八日，董氏基金會和藍白唱片公司，在台北市新公園合辦「一一〇八全國拒菸日」活動，這個街頭活動是為抗議美國不擇手

1996 年發起「1108 拒菸日」，抗議美國引用 301 法案報復中美菸酒談判不成。

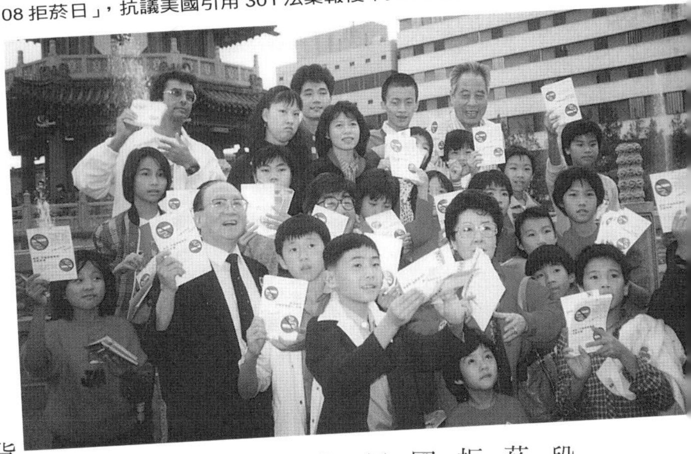

段，以引用「三〇一」法案貿易報復條款作為中美菸酒談判的籌碼，由台灣民間團體自動自發、堅決拒絕菸害入侵，一群反菸人士高喊「我們願意買美國貨，但不是香菸！」一句句口號響徹雲霄，如同民國初年，一群五四青年高喊「倫理、民主、科學」的口號，台灣的反菸運動史也在石破天驚中，驚醒了許多身陷迷霧的人們。

當時，台灣的經濟扶搖直上，各都會區的街頭都可看到「麥當勞」一家接一家開幕，許多小孩莫不以吃漢堡、薯條作為向同儕炫耀的標的；以國人當時逐漸竄升的消費能力，「港貨」或進口貨已不再是高不可攀的物質享受。但另一方面，由於政府對洋菸、洋酒仍採限額進口，並課以極高關稅，使得進口的菸酒在當時仍屬於「奢侈品」，而零售點又只限菸酒公賣局的配銷所，不少民眾只能趁出國之際，在機場購買免稅品的菸酒，作為餽贈親友的禮品。

由於台灣對美貿易順差逐年擴大，中美貿易摩擦也逐漸升溫，美國方面不斷強勢要求台灣開放市場，與台灣進行各類產品談判，從紡織品、鞋類、稻米、菸酒，幾乎「無所不談」，台灣也往往在強國揚言採取「貿易報復」的威脅下，每一聲「不要」都是那麼地微弱，淹沒在強國的強勢要求下，致使一再開放市場。其中有關菸酒進口的貿易諮商談判，中美雙方更是交手多年。以反菸為終身職志的董氏基金會董事長嚴道形容，「這無異開啟了二十世紀末的『新鴉片戰爭』」。

嚴道說，一八三九年，兩廣總督林則徐為了使國人免受鴉片煙荼毒，在廣東虎門焚煙，引起了鴉片戰爭；一百六十年後，卻在美國三〇一法案的壓力下，我國被迫開放洋菸市場，導致國人健康再次受到嚴重的傷害。「更令人憂心的是，受到第二次鴉片戰爭『遺毒』最大的是青少年及婦女」，一談到中美菸酒談判我國「委曲求全」的結果，嚴道依舊是義憤填膺。

按理說，任何產品若能開放進口，並且大幅調降關稅，在價格上應能立即下降，對大多數消費者而言，應是不錯的消息，但唯獨菸品——這類有損健康的「合法商品」，台灣和其他亞洲國家卻都是處於被脅迫的狀態下開放市場。

八〇年代，原為世界超強、打遍天下無敵手的美國，由於景氣下滑，國內失業率大幅攀升，國力開始盛極而衰，而其在亞洲市場的競爭力逐漸被日本，以及「亞洲四小龍」的台灣、韓國所超越，這個「經濟巨人」面臨巨額的貿易赤字，保護主義紛紛抬頭，轉而祭出各種進口設限的措施。

美國杜蘭大學公共衛生學院教授陳紫郎指出，根據美國新修正的貿易暨關稅法，賦予美國貿易代表極大的自由裁量權，針對任何貿易夥伴若採取任何不公平、不合理或差別待遇的政策，可向總統建議執行貿易制裁，這就是著名的「三〇一」法案。在此威脅下，許多仰賴對美輸出的國家，當其貿易出超甚高時，就得接受美國所開出的平衡貿易條件，否則就要進行貿易報復手段。

「美國為挽救其經濟，針對外國輸入產品採取限額等政策，倒也無可厚非，但其所使出的手段卻令人不能苟同」，陳紫郎說，由於美國動輒以三〇一法案為要脅，因此「中美菸酒談判無異是一種不對等的談判。」

美國脅迫開放菸酒市場

當時，正值美國人已知香菸對人體健康的危害，對菸害管制呼聲漸高，各州政府也開始嚴格立法規範香菸的廣告及促銷，以國際菸草商每年至少花費四十億美元用於廣告促銷，而這些跨國菸商的總部有三分之二在美國，卻面臨美國本土吸菸人口遞減、香菸銷售量已大幅減少二五％，及市場快速萎縮的窘境。為此，積極向外開拓市場，成為國際菸商維繫生存命脈的唯一處方，尤其是第三世界及開發中國家，由於寬鬆的菸害法律及對菸害認識不清、加上較落後的公共衛生觀念，更成為菸商開發新市場的「新樂園」。

當跨國菸商正悄悄地轉向對香菸限制較少的中南美洲、非洲國家展開部署之際，適巧美國政府又努力打開經濟瓶頸，讓跨國菸商得以施展最佳的遊說技巧，借力使力。對美國主管貿易官員而言，出口美菸是合法且賺錢的，每年能替美國賺進數百億美元，又能挽救瀕臨頹勢的美國經濟，何樂而不為？

為此，美國早在一九八五年即分別對日本、韓國及台灣要求開放菸酒進口，美方一再揚言，如果不同意開放進口香菸的配額及降低關稅，將會遭受到對美出口的制裁。一九八五年十月，擔任經濟部次長的王建煊銜命赴美談判，在政府高層授意下，簽下我國承諾將在「六個月至十二個月內，准許進口香菸、啤酒及淡酒，且依賴市場需要決定」的協議。這紙承諾書雖然暫時逃避了美國三〇一條款的報復措施，但由於當時未註明任何細節，卻也埋下日後台灣對美菸酒談判的隱憂，美方一再以強勢的姿態擴張其要求，以致談判陷於苦戰的局面。

一九八六年，美國貿易代表署即根據這紙中美菸酒協議，就美國菸、酒未來進口的程序、倉儲運輸、標示、廣告及計價等議題，與我方進行馬拉松式的談判。當時雙方在進口菸酒的計價公式以及能否廣告方面，美方強調的是，台灣對進口菸酒課以極高的公賣利益，無異刻意保護國產菸酒，而美國菸酒在台灣的「知名度」不及國產菸，因此需要廣告促銷；但我方則以維護我國菸酒公賣制度，並堅守國民健康為最後防線。

董氏基金會菸害防制組主任林清麗翻開已發黃的剪報資料，她說，從中美菸酒談判台灣開放菸酒市場的過程，共歷經五回合會談，美方在廣告、產品標示、倉儲、進口程序與計價方面，逐字逐句討論，談判內容之瑣碎，連銷售點的廣告應貼在店內或店外都成為討論的重點。

林清麗表示，從我方談判人員堅守立場的過程，應可看出我方經貿官員的努力，但從頭至尾，衛生署官員都無從置喙，實在令人遺憾。尤其是在談判破裂之際，美國認為台灣欠缺溝通誠意，甚至有意祭出三〇一法案的大刀時，當時各界把注意焦點集中於我國出口紡織品、電子產品是否受到貿易制裁，唯獨董氏基金會和消費者文教基金會等少數民間團體，基於保護國人健康理由而嚴拒洋菸大舉入侵。嚴道回憶，由於美方來勢洶洶，有意強渡關山，甚至美方已釋出雷根總統即將簽署對台貿易制裁措施之際，消基會立刻發起「給美國寫信，反對香菸進口」運動，表達國人反對美國藉香菸作為平衡中美貿易的工具；而董氏基金會則籌組「一一〇八全國拒菸日」活動，號召國人拒吸美國菸品。不過，民間團體的抗議終究無法抵擋洋菸大舉叩關的攻勢。

簽署中美菸酒協議

一九八六年十二月八日，政府為了維護國家整體利益，並紓解雙方的貿易摩擦，與美簽署中美菸酒協議。根據協議，美國進口香菸每千支課以八百三十元公賣利益，相當於一包菸課十六點六元，但此一標準遠低於我方過去談判的底線；產品標示則依照國際慣例與我國法令規定辦理；至於香菸廣告及促銷活動，雖禁止美菸在電視及報紙廣告，但我方同意每一香菸製造商每年可在雜誌刊登廣告一百二十則，並允許菸商可在銷售據點促銷，以及進行

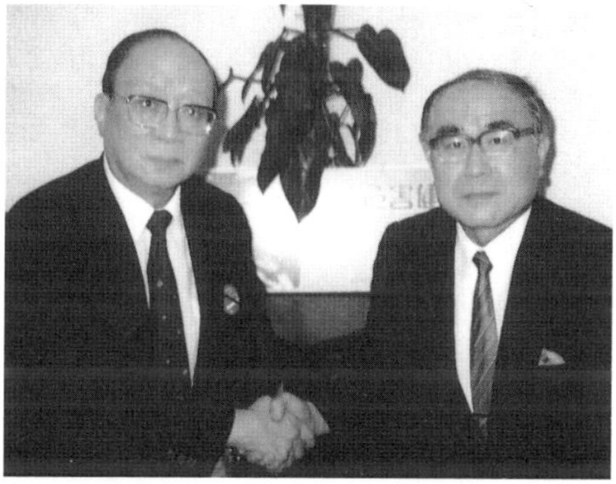

1986 年邀請日本拒菸大師平山雄及其助理渡邊文學先生訪華，共同研討健康與菸害問題。

特別促銷活動，例如分送香菸樣品、展示、海報及附贈印有香菸品牌的打火機、運動衫，並不受限制，此類促銷活動，正是現今青少年吸菸率日增的肇因之一。

一九八七年元旦，台灣被迫取消對洋菸進口配額與廣告限制，開放七萬個銷售點給美國菸商。對於這個結果，日本反菸先驅平山雄先生的左右手渡邊文學，曾在一次應邀訪華與嚴道晤談中提及，美國雷根政府為了平衡貿易逆差，兩年內曾三次動用「三〇一法案」，迫使日本、台灣及韓國屈服，替美國香菸打開亞洲市場；但他卻也嚴厲批評，這種作法是以他國人民健康為財源，向海外強迫輸出「死亡與癌症」，實在令人不齒。不過，既然有了第一次中美菸酒協議的「城下之盟」，台灣面對洋菸叩關及廣告促銷的攻勢，幾乎難以招架。一九九二年中美第二度菸酒談判上場之際，董氏基金會決定不再沈默，以董氏為首的九個民間拒菸團體，共同簽署三份文件，由嚴道等人送交美國在台協會。這三份文件，一封為致美國雷根總統的抗議書，表達民間反菸的決心，也請美國尊重我國民的健康權，希望美國「不要用輸出洋菸做為解決貿易逆差的工具」；

一封致美方談判代表的抗議書，強調「中華民國樂意購買各種美國產品，但請不要強迫我們購買有害人體健康的香菸」。

另一封則是致我方的談判代表、時任經建會主委趙耀東及財政部長王建煊的建議書。嚴道向經建會副主委王昭明強烈要求，我方談判代表一定要堅持立場，勿以犧牲全民健康為談判籌碼，尤其對洋菸廣告一定要有明確的嚴格限制，以及洋菸的警語標示須比照美國本土香菸。嚴道說：「為了下一代著想，不能再對美方讓步。」王昭明也對開放洋菸進口一年來，市場占有率高達一七%，深感憂慮；但他強調，「洋菸商違反協定，進行香菸促銷的事實，是談判最好的材料。」因此希望民間團體多提供菸商的促銷實例，將來可以舉證攤在談判桌上。

而每次中美菸酒談判，「是否開放香菸廣告」必定成為雙方談判的焦點。美方希望我政府能開放洋菸廣告限制，讓洋菸市場更擴大，而我方代表則力爭修改中美菸酒協定，禁止在雜誌上刊登香菸廣告。當時，美國農業委員會菸草召集小組代表賴瑞．霍普金斯表示：「香菸廣告的主要目的不在引誘人吸菸，只是影響人們改變所吸香菸的品牌。」美方談判代表發言人也一再辯駁，過去台灣均限制美國菸酒進口，以致國人對若干較不具知名度品牌的菸酒認識不多，「美國只是希望取得公平競爭的機會」。

抗議輸出癌症與死亡

由於雙方對開放菸酒廣告一直存有歧見，但美方仍舊對我施壓，董氏基金會決定爭取美國本土的輿論來反制菸商的侵略。一九八八年底，第二次中美菸酒談判前夕，董氏基金會派員赴美，首度出席美國公共衛生學會，把美國菸商在台違規促銷及台灣的拒菸運動現況，公諸於世；隔年，董氏基金會響應

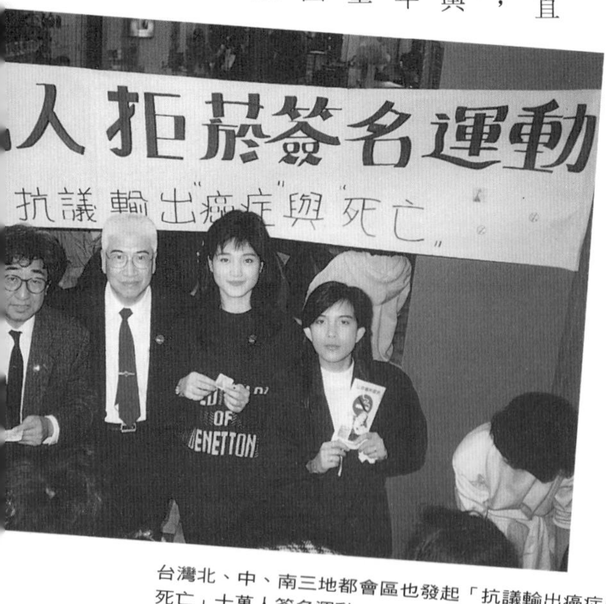

台灣北、中、南三地都會區也發起「抗議輸出癌症與死亡」十萬人簽名運動。

美國公共衛生學會、美國心臟學會、美國肺臟學會及美國癌症學會，在美國發起萬人拒菸運動，然後把所有簽名名單遞交美國國會。一九八九年台灣北、中、南三地都會區也發起「抗議輸出癌症與死亡」十萬人簽名運動，並將連署名單遞交美國國會在台協會（ＡＩＴ）官員，以表達我國人民抗議美菸傾銷的心聲。

然而，美方的壓力持續不斷。一九九二年初，中美年度綜合貿易談判再度在華府舉行，董氏基金會與亞太地區拒菸協會及十多個民間公益團體聯合簽署抗議信函，強調台灣歡迎美國的友誼，參加台灣的六年國家建設，也要求美國政府不要經由貿易談判，強行將有害健康的香菸推銷給台灣。簽署完後，由嚴道與立委丁守中等代表送交美國在台協會。

同時，董氏選擇華盛頓郵報、紐約時報、華爾街日報等美國全國性報紙，刊登「勿讓我們的友誼『菸』消雲散」、「歡迎美國商品，拒絕美國垃圾」等大幅廣告，三天內共登了八次，除了爭取美國民眾的支持之外，還引起美國ＣＮＮ、

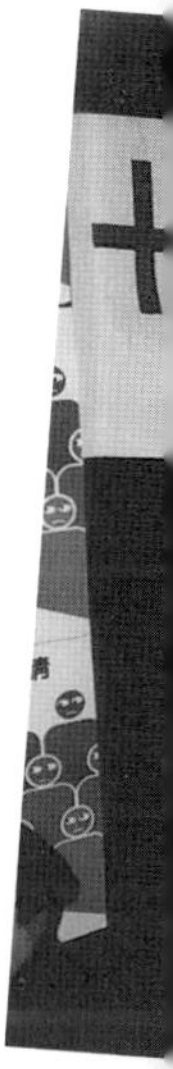

紐約時報、時代雜誌及倫敦郵報等西方媒體注意，均派記者來台採訪報導，共同譴責美國政府的不當作法。此外，由嚴道董事長創辦的亞太地區拒菸協會（APACT）各會員國也連署，寫信給美國四百七十多位國會議員，在這期間，陳紫郎教授及台灣堅強的盟友美國麻州政府反菸與健康室主任康諾利博士(Dr.Gregoyry N. Connoly)，更發動美國心臟學會、美國肺臟學會、美國公共衛生協會及美國癌症協會聲援台灣。

不久，董氏基金會的傳真機電話鈴聲此起彼落，美國民眾表示歉意的傳真如雪片般飛來，而且美國輿論也對董氏的訴求，普遍表示支持。「這次終於讓美方了解董氏基金會是個『難纏的對手』。」

這兩次在美國遊說、穿梭的幕後推手，是美國杜蘭大學陳紫郎教授。他說，透過這兩次活動，主要是讓美國友人了解，做為台灣的盟友，美國不出售高科技技術、防治汙染設備或有助國防的軍事用品，卻想以有毒的香菸來戕害盟國人民的健康，這種作法讓人難以心服。」

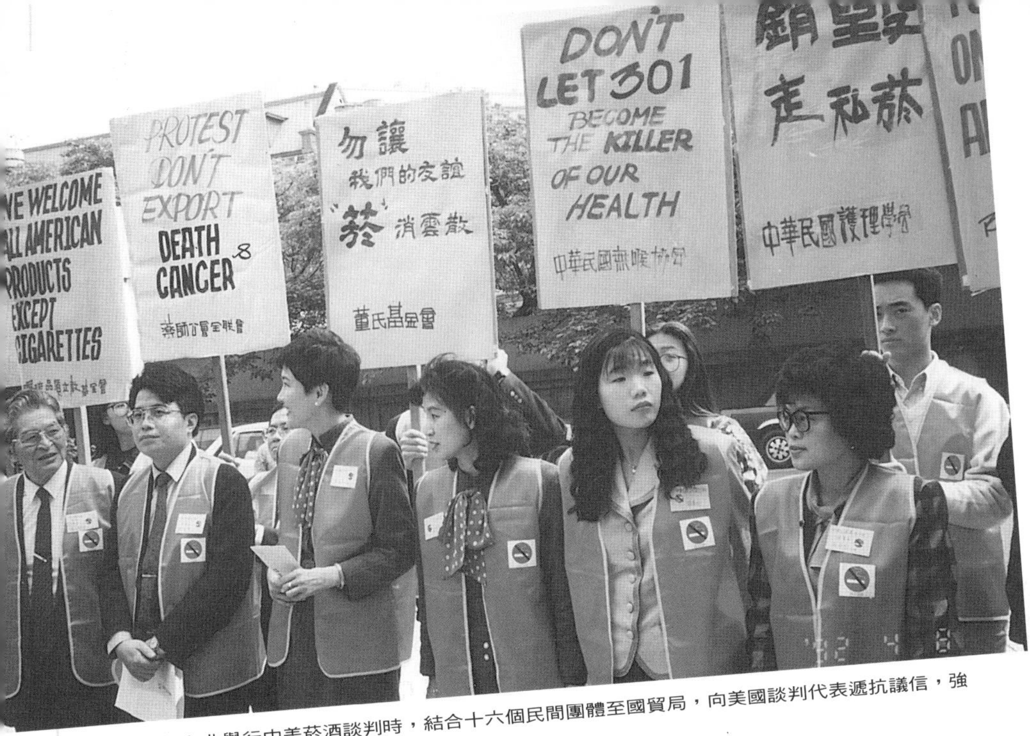
PROTEST
DON'T
EXPORT
DEATH
CANCER
勿讓
我們的友誼
"菸"消雲散
董氏基金會
DON'T
LET 301
BECOME
THE KILLER
OF OUR
HEALTH
走私菸
中華民國護理學會

1992 年在台北舉行中美菸酒談判時，結合十六個民間團體至國貿局，向美國談判代表遞抗議信，強烈抗議美方阻撓我國禁止菸品廣告的立法。

一九九二年三月，人在阿根廷參加「第八屆世界吸菸與健康大會」的嚴道，更於會議中呼籲大會共同譴責美國以三〇一法案做為工具，向亞洲地區促銷菸品，獲得大會支持通過，大會並且拍發電報給美國貿易部（USTR），董氏基金會也藉此致電USTR，讓對方了解台灣全民共識抗議美國傾銷菸品。據知，美國貿易部立刻致電美國在台協會（AIT），表達大會通過不得以三〇一法案做為促銷菸品的工具。

但對於台灣民間團體在美國登廣告一事，美方主談人貿易代表署主任羅拉安德遜則強調，在華府看來，香菸廣告的議題應界定於貿易事務，「美國並不準備與台灣諮商國民健康事務」。由於時值我國正草擬菸害防制法草案，美方也一直對台北是否遵守中美菸酒協定，允許美菸可在台繼續進行廣告，保持高度關切。

當一九九二年四月，中美貿易談判移師台北再議之時，當時菸酒主題的我方談判代表、衛生署副署長石曜堂對美方代表說明，台灣當局研議的「菸害防制法」有關禁止香菸廣告，是基於國民健康考量，且對進口菸與本國菸一視同仁，對美國香菸並無差別待遇，該法案也並非針對洋菸商而訂，才取得美方談判代表的諒解。

雖然如此，美方對於菸品需標示尼古丁及焦油含量、任何人不得為菸品廣告，以及不得進行促銷菸品或搭配促銷的方式，仍有意見。為此，包括董氏基金會等十六個民間反菸團體，也手持「勿讓我們的友誼菸消雲散」、「健康無價，不能討價還價」的中英文抗議標語，前往國貿局遞陳情書，抗議美方堅持洋菸廣告促銷，無異是阻撓我國菸害防制法的立法，並且反對以健康作為討價還價的談判籌碼。

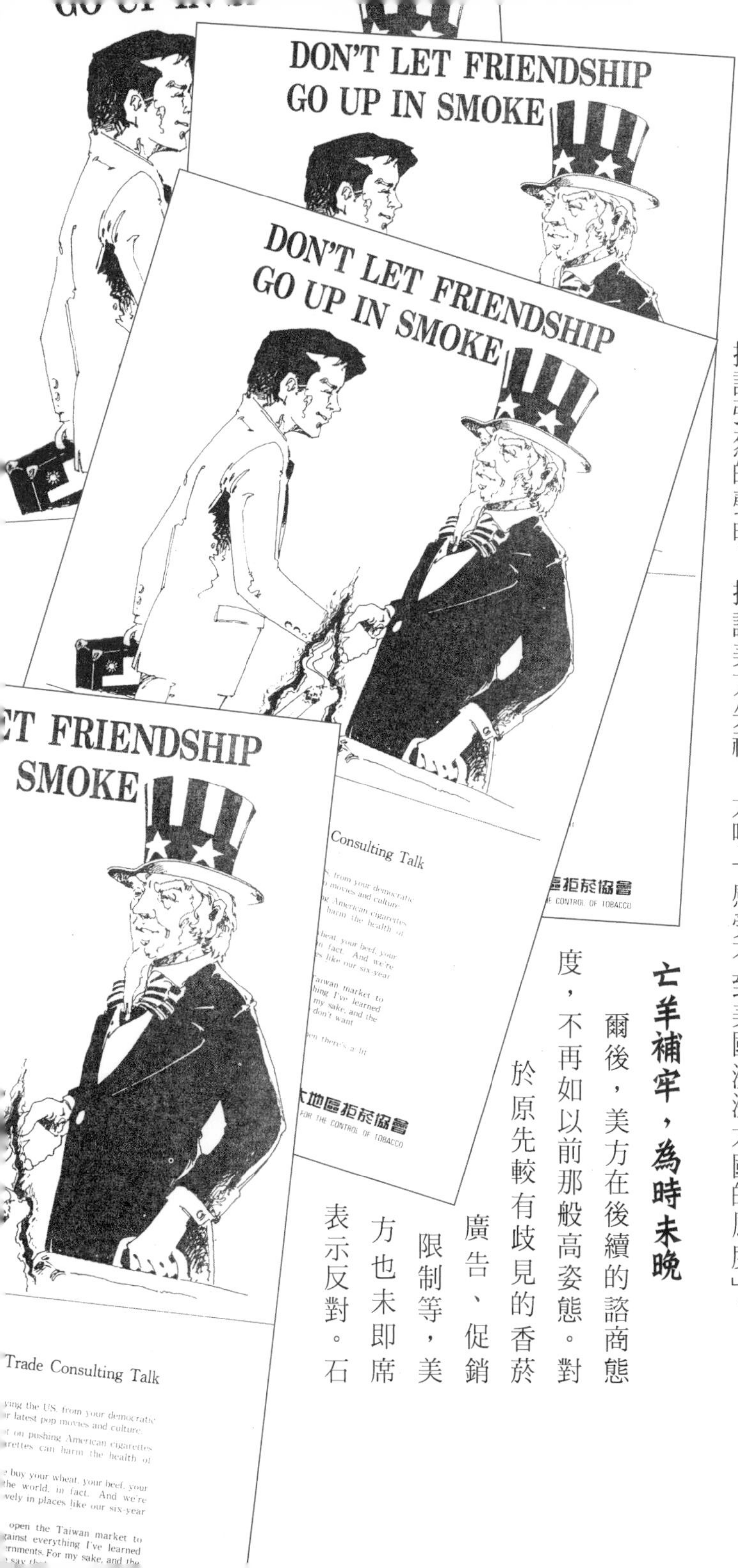
DON'T LET FRIENDSHIP
GO UP IN SMOKE
Trade Consulting Talk

該陳情活動並要求美方主談代表布魯克接受抗議信，在經過協調後，改由美國在台協會經濟組長黛博拉出面，但她卻沒有依約在媒體前「亮」一下抗議書，且面露不悅神情，令反菸團體大表不滿。當天下午，董氏基金會隨即發表措詞強烈的聲明，抗議美方失禮，大嘆「感受不到美國泱泱大國的風度」。

亡羊補牢，為時未晚

爾後，美方在後續的諮商態度，不再如以前那般高姿態。對於原先較有歧見的香菸廣告、促銷限制等，美方也未即席表示反對。石曜堂表示，美方關切的焦點是「廣告」及「促銷」的詳細定義，美方希望明確一點，業者才好因應。就會議進行過程的整個氣氛，他完全沒有感覺美方不尊重我國的菸害防制法立法，至於雙方討論查獲走私菸處理問題，雖然美方希望能一律銷毀，我方認為仍需參考其他國家作法，再作定奪。

後來，我國於一九九七年通過「菸害防制法」，而美國政府也於同年通過「國際菸品責任法」，明文規定不得以聯邦資源進行海外菸品之行銷，美國政府官員、美國任何相關機構（包括美國貿易部ＵＳＴＲ）、或美駐外單位（包括ＡＩＴ）等，在與任何國家進行貿易協商時，不得妨礙他國政府限制菸品廣告促銷、公平性增加菸稅等菸害防制的公衛措施，才使得前後歷時十二年的中美菸酒談判，畫下句點。

董氏基金會執行長葉金川指出，直到一九九八年，中美雙方為了香菸議題，多次你來我往，最後一次是董氏基金會為推動菸品健康福利捐，包括董氏基金會、醫界聯盟基金會、厚生基金會、新環境基金會、消費者文教基金會及國家衛生研究院等六個民間團體，再度赴美國在台協會取得美國立場的書面說明。當時，美方代表明確表達支持非歧視性的菸害立法之立場，並願意公開表示菸品開徵健康福利捐為健康議題，不與貿易混為一談，美國政府也不會干涉他國政府公共衛生政策。此後，原本是美國在台協會「常客」的嚴道董事長，才「比較少」現身在AIT門前。

不過，葉金川認為，由於一九八七年中美菸酒協定對於外國菸品進口、廣告、促銷、菸稅等，均有明確的條文規定，該協定等於保障進口菸品之行銷，且該協定並未訂定失效日期，要更改條文內容需再經協商程序，可說是我國拒菸運動推展的最大障礙。

當年在中美貿易諮商會議中，擔任首席主談代表的前行政院長蕭萬長，在他的回憶錄中談到，早年他在國貿局副局長任內，代表政府出征攻防，歷次為了中美貿易逆差問題，為求力保台灣的經貿利益及國民健康，「在中美貿易談判中，是一場以小搏大的『戰役』」，但我們能多爭取到一點，就是一點。雖然我們被迫打開了洋菸進口的門戶，卻也用菸害防制法來防堵它的擴散，算是亡羊補牢，為時未晚。

Chapter 2

菸幕

英國倫敦皇家醫學院一九七一年表示，每年因菸害而死亡的人數，已經接近納粹「大屠殺」的數目；世界衛生組織(World Health Organization，WHO)警告，到了二〇二五年，每年因菸害而死亡的人數，將會超過一千萬人。

然而，從世界衛生組織到各國衛生部乃至個人，在一片反菸浪潮高漲之時，菸草商們憑藉著什麼依然在國際間橫行？反菸團體又是如何突破菸商利用促銷手法掩飾菸品對健康危害的重重菸幕？

◇◇◇

一九八六年，董氏基金會曾邀請《菸幕》作者及「西部牛仔之死」製作人彼得．泰勒夫婦來台，彼得的太太提起她自己染上菸癮是因為菲利普莫里斯（Philip Morris）菸草公司免費贈送萬寶路(Marlboro)香菸，她吸了一個月便已成癮。「像彼得太太一樣染上吸菸習慣的青少年，多半是從別人手中

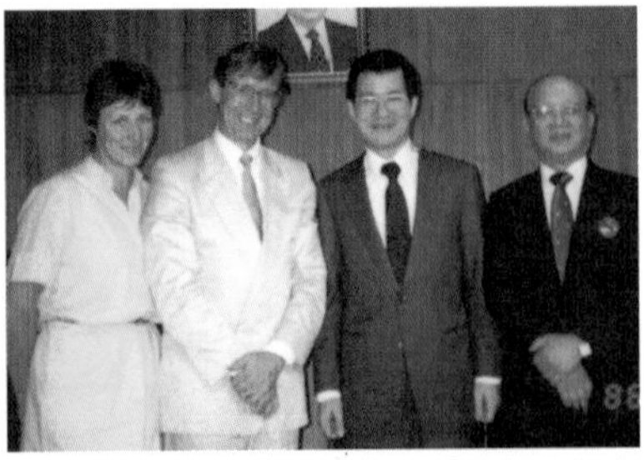

1986 年邀請《菸幕》作者及「西部牛仔之死」製作人彼得泰勒（Peter Taylor，左二）來台。

接過第一支菸開始的」，董氏基金會菸害防制組主任林清麗從十多年來推動菸害防制的經驗得知，其實許多人抽第一口香菸並不好受，但在好奇心的驅使下，若再加上菸品取得容易，就會試抽第二口、第三口，於是不知不覺地成癮。自從開放洋菸進口後，國外各種品牌香菸開始堂而皇之地在公車票亭、檳榔攤及超市等販賣據點上架。她說，由於公開販售後，貼有進口憑證的美國菸比當時黑市水貨售價便宜許多，讓不少人趨之若鶩。

但洋菸商心裡明白，大多數老菸槍對抽洋菸只是「嘗鮮」，如果「長壽」菸抽久了，多半不會改換其他品牌。因此，業者轉而向青少年及婦女發動攻勢，開發新客源。美國杜蘭大學教授陳紫郎也表示，在一九九八年的第五屆亞太地區拒菸協會大會，曾安排一名曾是跨國菸草公司在菲律賓設廠的資深經理，說明國際菸草商的行銷策略，他提到菸商並不十分擔心學校的拒菸教育，因為兒童及青少年多半無知、具有好奇心、抗拒誘惑力薄弱，且很容易受到鼓勵、煽動及誘導，菸商只要花錢努力包裝、塑造形象，以擅長的公關行銷技術，強力促銷，自然可「引君入甕」，吸引年輕人成為他們的消費主力。

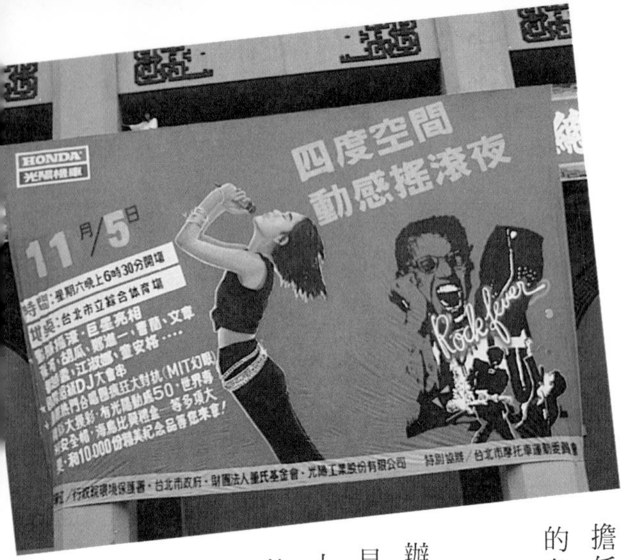

引君入甕

因此，洋菸開放進口後，為了讓青少年容易取得香菸，菸商鎖定青少年聚集流連的場所，如迪士可舞廳、電動遊樂場和百貨公司門口，派出穿著清涼的美少女招徠免費贈菸試抽活動，或者沿街發送香菸，有的業者還僱請大專女生擔任「駐校代表」來推銷洋菸，這種「美女牌」加上「伸手牌」的免費香菸，當然讓不少年輕男性為之神魂顛倒。

菸商的第二種促銷手法，則是由各廠牌的洋菸代理商輪流包辦舞廳的活動，或由販售的菸品附贈迪士可舞廳免費跳舞券。只見在炫麗五彩的燈光下及嘈雜的舞池內，不少稚氣未脫的學生人手一支菸，在舞廳內菸霧瀰漫。場子內還有美少女不時穿梭，她們用兩包菸換消費者手中未吸完的一包菸，以爭取青少年吸固定品牌的菸。如果青少年還不動心，還有洗手間的鏡子、桌子上的菸灰缸，各種貼有洋菸品牌及促銷的廣告文字，一再對青少年「洗腦」。

環保署結合企業共同舉辦「四度空間動感搖滾夜」有四項規則：共同遵守交通規則、舉手之勞做環保、不吸菸及參加正當休閒活動，以對抗菸商的促銷手法。

對於不喜歡跳舞、喜歡流行音樂的青少年，菸商也放出誘餌，鎖定廣大的歌迷作為他們促銷的對象。例如，洋菸剛開放的頭一年，某菸商便曾邀請香港歌手張學友、台灣歌手藍心湄、伊能靜、城市少女等青少年偶像，舉辦大型演唱會，採用的手法是不售門票，只需拿五包香菸的空盒即可換取入場券。

董氏基金會指出，這種手法不只是逃漏稅捐，還引誘原本不吸菸的青少年為了進場聆聽演唱會，一睹偶像，只好購買香菸，等於讓人走入吸菸的陷阱；而在廣告宣傳上，除了在各鬧區街口發送大量宣傳單並大玩障眼法，在報章上變相以刊登演唱會名義，藉此鑽法律漏洞，規避香菸廣告的規範。

另一方面，菸商在銷售菸品時所附贈的紀念品或其他贈品，也不斷挑逗消費者掏錢買菸的動機。從打火機、菸灰缸、筆、運動帽、旅行袋、電子計算機、小鬧鐘等不一而足，直到近年，其贈品更見精美、超值，舉凡原木百寶箱盒，或具指南、鬧鈴功能的帥氣腕錶，甚至床頭小音響，都令人愛不釋手，讓不少人是衝著該紀念品而買菸。

當時，美國「肯特」香菸的代理商，還推出「買香菸，送轎車」促銷案；更可議的是，在「大家樂」盛行的年代，洋菸中盤商為了促銷香菸，也以香菸的銷售量當作簽「大家樂」的賭金，零售商進貨一箱，貨款中有一部分可移作簽賭的扣款。董氏基金會指出，這兩種促銷手法，前者指向香菸的消費者，後者指向香菸的零售商，目的只有一個，那就是增加香菸的銷售量。

至於菸商在報紙刊登違法廣告，舉辦與規定不符的促銷活動，不論利用其他商品廣告展示香菸的照片、品牌名稱，或任意豎起廣告看板、張貼海報，不勝枚舉；還有菸商為了規避每年限登一百二十則廣告的限制，有的廣告以跨頁、或是折頁的方式出現，甚至在同一期雜誌刊登七頁廣告，無視於台灣法令的存在。至於滿街仍可見 MILD SEVEN、Marlboro 等菸品品牌，假借服飾、手錶、休閒館等改頭換面的手法進行宣傳，也都在大玩鑽法律漏洞的遊戲。

此外，菸商的香菸廣告常利用俊男美女來吸引消費者的目光，不論男主角以西部牛仔的英勇豪邁，或女主角以雍容典雅的仕女形象，都不斷暗示、引誘青少年「有為者亦若是」，進而學習他們吞雲吐霧的模樣。日本嫌菸聯盟領導人渡邊文學說，洋菸商始終辯稱他們只是吸引「老菸槍」改抽美國菸，這分明是睜眼說瞎話，因為從菸商的任何促銷手法，都可看出他們積極開發「新客戶」的用心。

一九九六年美國發表了一則拒菸廣告，內容為一位替菸商從事遊說工作的公關公司代表的證言廣告，他說「菸商是不會承認青少年是他們的目標族群，但我的資料一直告訴我，青少年就是他們的新目標消費群，我心中忐忑不安，所以我一定要講出來，我曾經說了五年的謊，我向各位道歉。」

更值得注意的是，雖然中美菸酒協議規定洋菸廣告只能見諸於雜誌，但擁有龐大財力的菸商，總會設計出各式花樣，如贊助運動、文化等活動，以間接的廣告方式促銷香菸，更是令人防不勝防。萬寶路盃保齡球賽，是其一；而由日本菸草（ＪＴ）公司在台分公司贊助的「台語經典名片大展」，則是打「公益」的旗幟，掩護香菸廣告的典型例子。

林清麗指出，其實日本菸商的促銷計畫早有預謀，早在日本菸尚未合法進口，台灣各地大街小巷即可買到走私的日本菸，日本菸草（ＪＴ）公司以「綠色大地」、「擁抱健康」等公益環保活動來強調其「健康、公益」的形象，其ＪＴ看板在車站、大街小巷中，即已滲入我們的生活。甚至藉贊助「台語經典名片大展」文化活動，在媒體上大出風頭，連一向管制嚴格的電視廣告竟也「公然偷渡」成功。

日本菸商則解釋，ＪＴ代表「JOYFUL TIME」的縮寫，並強調其產品不只是香菸；但董氏基金會認為，這種狡辯方式只是對其促銷香菸廣告自圓其說罷了，這種以「迂迴」方式所做的廣告，以規避台灣的法令規定，令人無法苟同。

董氏基金會董事長嚴道強調，由於菸商的促銷活動經常掩人耳目，或游走於法律邊緣，利用各種媒體促銷，導致青少年吸菸人口急遽竄升；但由於我國缺乏法令規範，菸酒公賣局竟也視若無睹，遲遲未有任何監督管理行動，以致洋菸一進口，便如水銀瀉地般，不斷開發新的吸菸族群，「讓民間團體多年來積極宣導菸害的成效，一下子就被打垮了。」

董氏基金會以一九八五年針對台北市高中學生的吸菸率調查為例，男性吸菸者為四一．四％，女性為三．三％；兩年後，以速食店的青少年為對象，抽樣調查發現，青少年整體吸菸率達三三．五％，其中男性高達五三．五％，女性則有一二．八％。而根據同一調查，青少年抽洋菸者達八九％，洋菸與國產菸都抽者為一一％。

根據公賣局的統計，也反映洋菸銷售量在我方開放洋菸進口後大幅增加。正當限額進口時，洋菸進口量約在五萬箱左右，十五歲以上民眾每人每年消費二．二包；但在開放進口後，洋菸消耗量也急遽增加。一九八七年，迅速竄升到每人每年消費二一．九包，到了一九九八年，估計平均每年每人消費三八．九包洋菸。洋菸市場佔有率也由一九八六年的一．九四％，到了一九九八年已成功搶下三分之一（三三．四％）的市場佔有率，這還不包括大量的走私洋菸。

對此，嚴道憂心忡忡，「洋菸開放進口，把我們過去所花的心血都抹煞了。」他語氣沈重地表示，董氏基金會推動拒菸三年後，我國吸菸人口由三二%下降到二八%，但開放洋菸進口後，這個數字又節節上升，「更可怕的是，洋菸主攻青少年市場，我國青少年成為洋菸的最大受害者。」

反菸時代來臨

由於國內青少年及婦女人口吸菸率逐漸上升，包括董氏基金會等反菸團體不斷圖謀反制的策略，並努力推動拒菸運動，由於這些反菸的「急先鋒」及無數的「拒菸尖兵」，終於讓反菸運動成為社會運動的主流。

首先，針對吸菸對健康的危害，董氏基金會開始透過醫、藥專業人員的勸誡，呼籲國人戒菸。一九八八年，與衛生署、醫院協會、醫師公會全國聯合會及陶聲洋防癌基金會，開始推動全國各醫院全面禁菸，所有醫院張貼禁菸海報，病房也張貼禁菸貼紙，醫護人員配戴禁菸襟章，開啟醫療機構全面禁菸的年代。三年後，董氏基金會在衛生署藥政處指導下，與藥師公會全國聯合會合

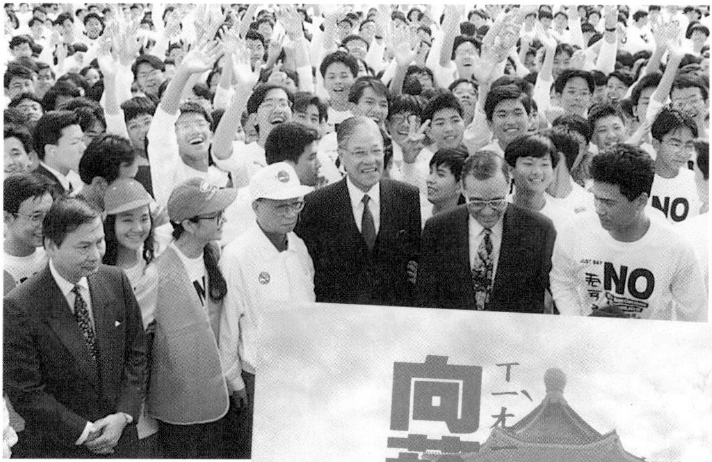

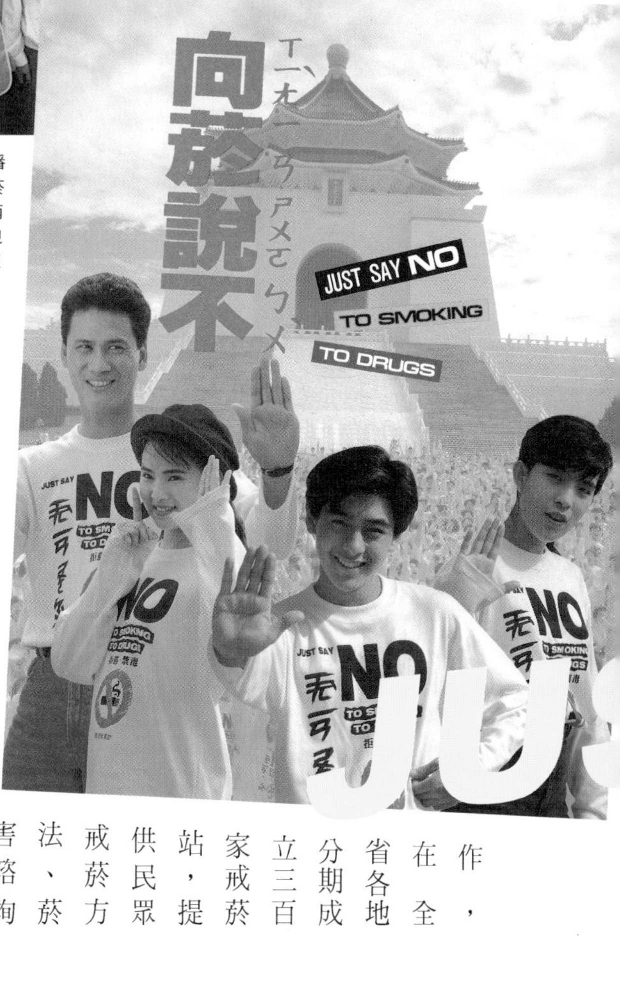

1992 年於中正紀念堂由林志穎、潘美辰、伊能靜及黃平洋代言的「向菸說不」大型拒菸公益廣告，共發動兩千三百名學生，前總統李登輝先生親臨會場給參與者打氣，也把國內的拒菸風潮，推向最高點。

作，在全省各地分期成立三百家戒菸站，提供民眾戒菸方法、菸害諮詢正確用藥知識。至於菸害的教育宣導，董氏基金會有感於美國曾拍出「西部牛仔之死」等極具教育意義的拒菸短片，為使菸害教育往下扎根，經過孫越等人奔走，該基金會於一九八七年完成由何平導演，柯一正、江霞等人主演的「魔鬼在後面」拒菸短片，這也是國內第一部本土菸害教育宣導短片。其後，董氏基金會更相繼推出系列拒菸廣告，尤以在一九九二年邀請「超級助選員」——前總統李登輝，參與「向菸說不」大型拒菸公益廣告，更把國內的拒菸風潮，推向最高點。

當時為了拍攝該片，董氏基金會動員建國中學、北一女中及中正高中共兩千三百名學生，在中正紀念堂廣場前拍攝，在烈日下，李登輝登高一呼，場面之浩大，前所未見。其實，李前總統也曾有多年的吸菸習慣，直到受邀參與董氏基金會拒菸廣告的拍攝，中間還有一段故事。

那是在李前總統兼任國民黨主席時，有一年因為國大代表選舉結果揭曉，執政黨大勝，當時已戒菸二十多年的李主席，心情愉悅之下，忍不住點了一根菸，見諸於報端，嚴道聞訊後，立刻致函李前總統應以國人為表率，不宜再吸菸。

嚴道回憶，當時李前總統並沒有回應，於是他再寫第二封信，希望李前總統以健康為重，並邀請他出任拒菸廣告的代言人，果然立即獲得總統府回函。直到一九九六年，李前總統與連戰搭檔競選時，其競選廣告再度提及本身戒菸經過，他曾故意買一條菸擺在桌上，為的是克制自己的菸癮，勉勵國人戒菸要真正下定決心。

這個「向菸說不」的拒菸廣告，首度邀請到「總統級」超級大卡司，讓董氏基金會印證到，若要鼓動全民拒菸風潮，邀請各界名人現身說法，是個不錯的點子。以基金會終身義工孫越、陳淑麗及吳伯雄為例，他們三人都曾經是老菸槍，後來「改過向善」，積極投入董氏基金會菸害防制工作，成為董氏基金會最寶貴的無形資產。

此外，前行政院長郝柏村、蕭萬長、前衛生署長詹啟賢等政府首長，也都成為董氏基金會的「活教材」。從小到大都不吸菸的郝柏村提到，八二三金門砲戰時，當時軍隊有很多人吸菸，這些菸槍把吸菸看得比吃飯還重要，在砲火正猛烈之際，不少官兵就為了搶救補給菸而傷亡，這是大家不樂意見到，也是大家所不知的菸害。後來，郝柏村在擔任陸軍總司令、參謀總長及閣揆時，只要是他主持的會議，一律「不擺菸灰缸、不准吸菸」。他強調，吸菸，於公不利國家、社會，於私對個人健康更有很大的損傷。在一本為推廣雪茄菸的書中，竟封郝柏村為「雪茄名人」以作宣傳，讓他很不高興，所以他在董氏基金會的記者會上公開澄清，「我不吸菸也不抽雪茄，更不是雪茄代言人，請大家不要受騙！」

詹啟賢也說，他在高中時開始偷偷吸菸，到了醫科畢業，擔任住院醫師時因工作壓力大，曾經一天抽兩包菸，後來導致胃潰瘍，直到當時的主任要他在外科醫師生涯及吸菸之間作選擇時，才開始戒菸。

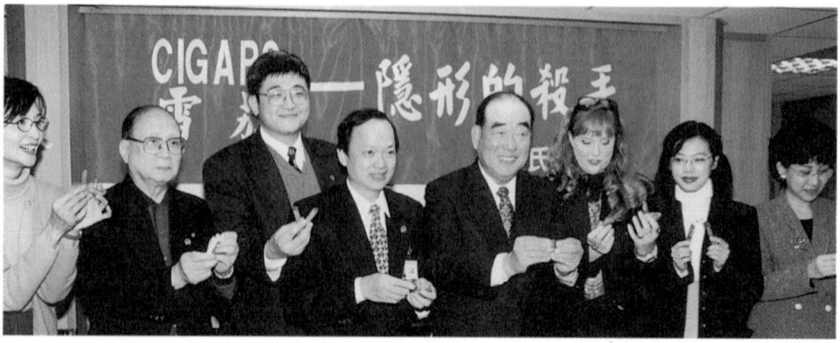

有鑑於日益嚴重的雪茄菸害，特舉辦「雪茄菸 — 隱形殺手記者會」，前行政院長郝柏村先生（右四），更於記者會駁斥「雪茄名人」的封號。

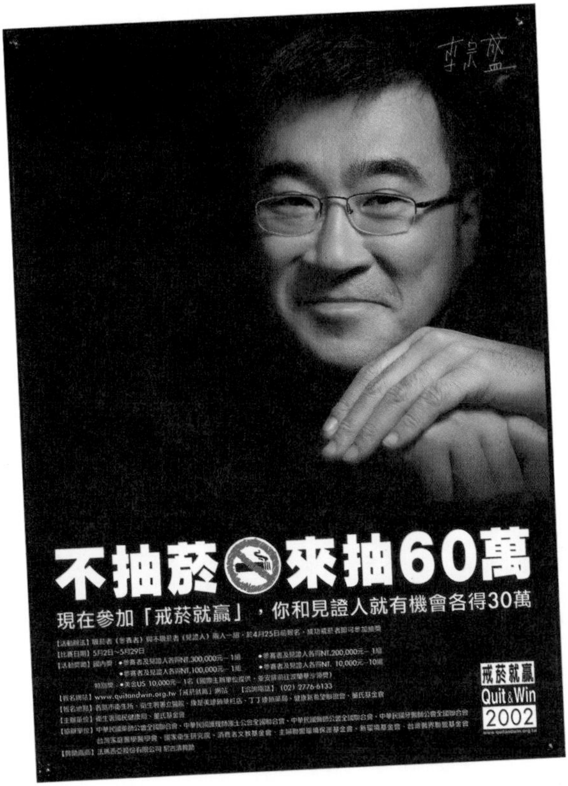
不抽菸 來抽60萬
現在參加「戒菸就贏」，你和見證人就有機會各得30萬
戒菸就贏
Quit & Win
2002

名人拒菸蔚成風潮

一九九九年初，全世界最大的公益團體、全美擁有三千多個辦公室的美國防癌協會（American Cancer Society，ACS），位於紐約東區的負責人與董氏基金會聯絡，建議董氏邀請、規劃、執行成龍擔任新世紀反菸代言人，並允諾協助成龍案在美召開國際記者會的造勢活動。

董氏基金會菸害防制組主任林清麗指出，董氏基金會經蒐集各方意見，咸認為以成龍在國際影壇的地位，加上成龍正義、幽默的形象，若能出面拍攝反菸廣告，不僅對全球華人有帶頭作用，也對青

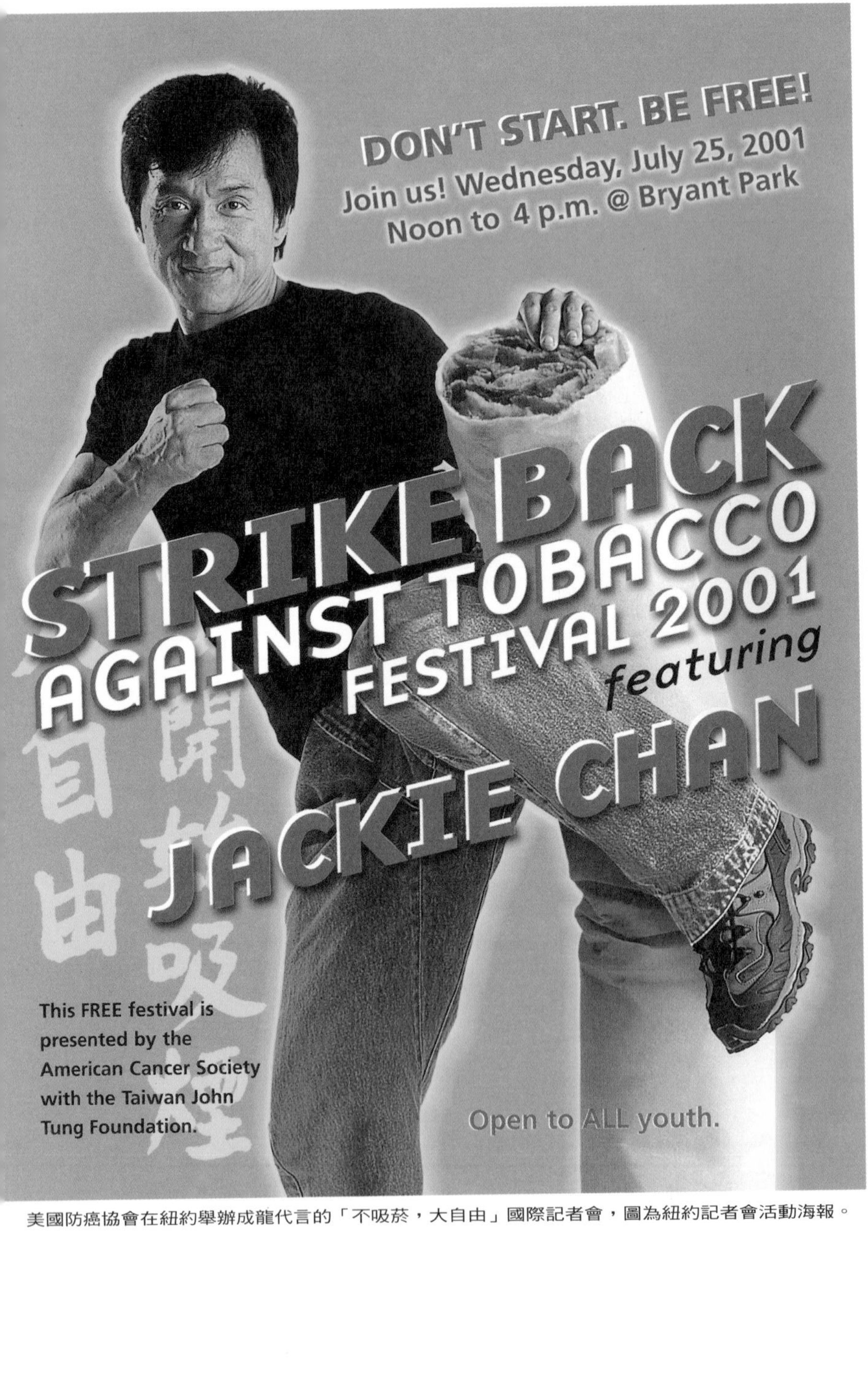
DON'T START. BE FREE!
Join us! Wednesday, July 25, 2001
Noon to 4 p.m. @ Bryant Park
STRIKE BACK
AGAINST TOBACCO
FESTIVAL 2001
featuring
JACKIE CHAN
This FREE festival is presented by the American Cancer Society with the Taiwan John Tung Foundation.
Open to ALL youth.

美國防癌協會在紐約舉辦成龍代言的「不吸菸，大自由」國際記者會，圖為紐約記者會活動海報。

少年有絕對的影響力，更可結合美國防癌協會共同掀起國際反菸話題。

因此董氏基金會經過多方連繫，特別選擇成龍的拍戲空檔，促成他來台拍攝「不吸菸，大自由」的反菸廣告，他為拒菸廣告「打」足三十秒，並透過美國、台灣、日本、韓國等亞太各國拒菸團體在當地積極推出，可說是董氏基金會邀請藝人參與國際反菸運動的典範。

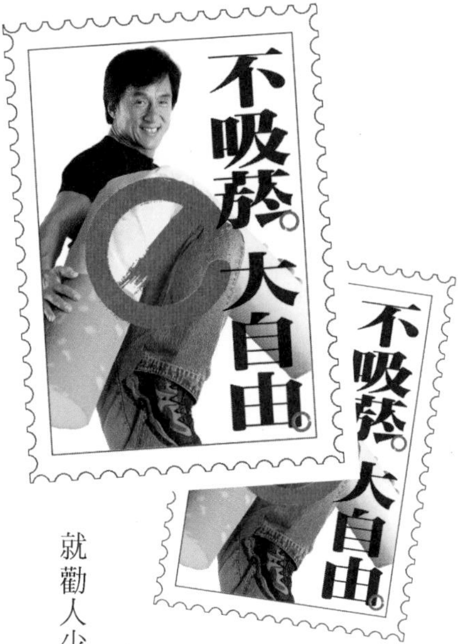

銀幕上的成龍，翻牆跳樓等高難度的動作，根本難不倒他，就連戒菸也是說戒就戒。他說，年輕時，看到別人吸菸，他也跟著吸，但有了吸菸的習慣後，每天早上起床，咳的痰都是黑的，他並不想自己的肺變成黑的，於是下定決心戒菸，如今十多年來不但不碰菸，還逢人就勸人少吸菸。

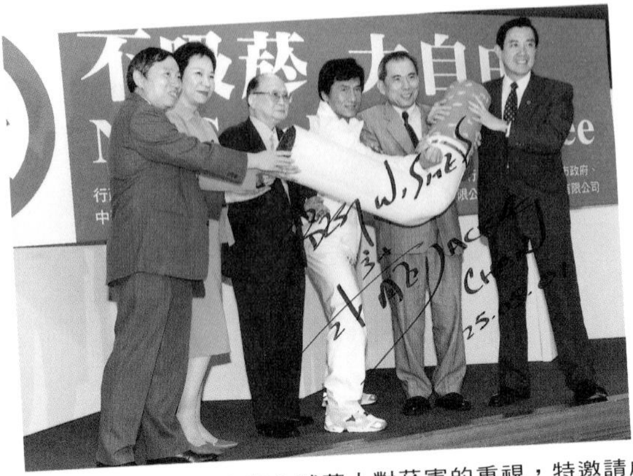

為喚起全球華人對菸害的重視，特邀請成龍來台拍攝「不吸菸，大自由」的反菸廣告。

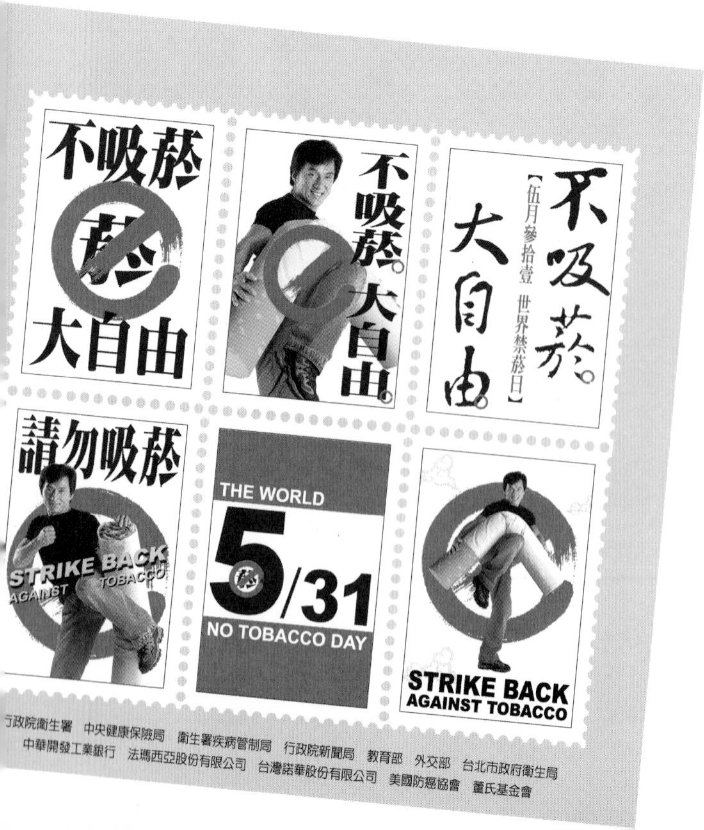
不吸菸
菸
大自由
不吸菸。大自由。
不吸菸。
大自由。
【伍月參拾壹 世界禁菸日】
請勿吸菸
STRIKE BACK
AGAINST TOBACCO
THE WORLD
5/31
NO TOBACCO DAY
STRIKE BACK
AGAINST TOBACCO
行政院衛生署 中央健康保險局 衛生署疾病管制局 行政院新聞局 教育部 外交部 台北市政府衛生局
中華開發工業銀行 法瑪西亞股份有限公司 台灣諾華股份有限公司 美國防癌協會 董氏基金會

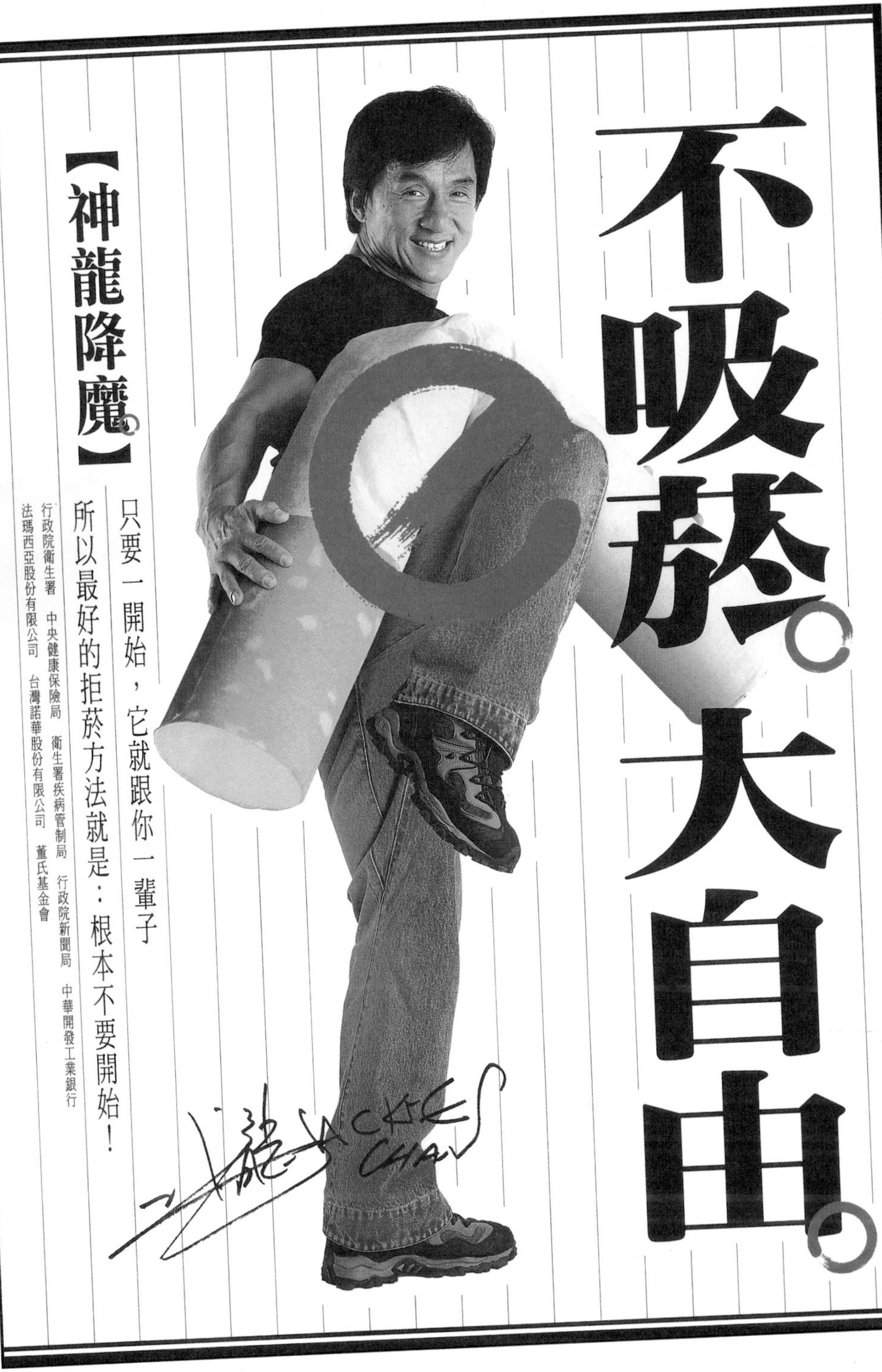

不吸菸。大自由。
【神龍降魔。】
只要一開始，它就跟你一輩子
所以最好的拒菸方法就是：根本不要開始！
行政院衛生署　中央健康保險局　衛生署疾病管制局　行政院新聞局　中華開發工業銀行
法瑪西亞股份有限公司　台灣諾華股份有限公司　董氏基金會

曾經主演過「安娜與國王」、「十誡」等經典名片而聞名國際的光頭影帝尤伯連納，更是吸菸者應引以為鑑的例子，他是個老菸槍，卻在五十歲的時候得了肺癌，過世前他就拍了一部短片，說如果自己不愛吸菸，就不會患癌了，語氣極其懊悔，藉以提醒大家絕對不要開始學會吸菸！

九〇年代初期紅極一時的服裝知名模特兒克莉絲蒂特靈頓也深受菸害所苦，醫師診斷她目前罹患初期的肺氣腫。十三歲就開始抽菸的克莉絲蒂特靈頓表示，剛跨進模特兒這一行的時候，她希望自己看起來成熟一點，於是就靠吸菸扮老成，到了十六歲的時候，她已經是個老菸槍，每天至少抽掉一包菸。後來她父親在一九九七年得了肺癌，她便在二十六歲那年戒掉菸癮，但吸菸可能已對她造成永久性傷害，所以她決定公布自己得病的消息，藉以警惕年輕女性遠離菸品的危害，她也答應為英國健保局擔任拒菸義工，由她擔任模特兒的反菸廣告於二〇〇一年在英國播出。

好萊塢電影也加入反菸陣營，一九九九年由巨星艾爾帕西諾、羅素克洛所主演的「驚爆內幕」（The Insider）更是反菸的經典，該片改編自真人真事，內容敘述美國CBS著名新聞節目「六十分鐘」製作人羅威博格曼（艾爾帕西諾飾），與華傑夫博士(羅素克洛飾）接觸中察覺菸草公司必存在不可告人的祕密。華傑夫曾是布朗威廉菸草公司的研發部主管，任內曾經簽署保密條約，絕不公開公司內部研發機密，華傑夫遭到開除之後遭受一連串「疑似」菸草公司的監視和威脅，不斷收到恐嚇信函、信箱裡赫然發現子彈，菸草公司總裁更脅迫他簽下另一紙不合理的保密條約。華傑夫受到種種脅迫，決心公開菸草公司不可告人的驚人內幕，以揭發七大菸草公司總裁為謀取利益，刻意隱瞞尼古丁致癌，公然藐視公共衛生安全事實，也造就了往後美國司法史上和解金額最高的菸草公司訴訟案。

在國內找藝人拍公益廣告，即是董氏基金會的創舉，自一九八九年起，董氏基金會加入兩位終身義工——孫越與陳淑麗，他們的公益形象，讓不少藝人紛紛效仿，董氏也擬訂以偶像明星參與拒菸宣導的策略，藉由兩人的人脈，漸漸與演藝圈建立良好互動關係，不斷地透過高知名度的藝人呼籲民眾共同「向菸說不」。

一九九〇年被媒體喻為最感人的事件之一，是歌手薛岳在癌症末期現身說法，拍攝並呼籲「尊重生命」的公益影片。當時他已罹患肝癌末期且沒有藥物可以治療，完全靠他自己的毅力克服死亡恐懼，對抗癌細胞的侵襲，他非常希望能留一點時間回饋社會。終於在廣播主持人陶曉清及董氏基金會終身義工孫越的聯合策劃，並在眾多企業及個人的支持下

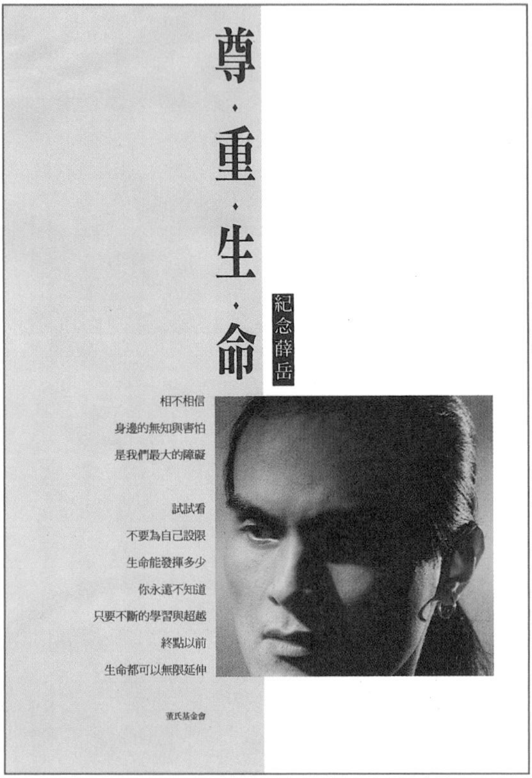
尊．重．生．命
紀念薛岳
相不相信
身邊的無知與害怕
是我們最大的障礙
試試看
不要為自己設限
生命能發揮多少
你永遠不知道
只要不斷的學習與超越
終點以前
生命都可以無限延伸
董氏基金會
歌手薛岳在癌症末期現身說法，呼籲尊重生命的理念。

完成這支充滿生命力的公益影片。拍攝這支影片時，身體已日漸孱弱的薛岳，在片中仍用積極的口吻宣言著：「相不相信，身邊的無知和害怕，是我們最大的障礙。試試看，不要為自己設限，生命發揮多少你永遠不知道，不斷的學習與超越，終點以前，生命都可能無限延伸」。此片在當時新聞局和三家電視台的協助下，首支成為不需付費的公益廣告。同年十一月四日，薛岳安詳地病逝於榮總，自此董氏基金會對外的宣導演講題目皆訂為「尊重生命」，以紀念薛岳先生。

星光閃閃

如今，細數這些年來參與董氏基金會拒菸短片拍攝的偶像明星，可謂「星光閃閃」，例如當年的「拒菸世界觀」主題公益廣告，董氏基金會邀請當紅的人氣偶像林志穎、伊能靜、潘美辰、黃平洋等人，以中文、英文、日文、法文、西班牙文及阿拉伯文等語言，向各國強力推銷「向菸說不」，這也是國內第一支拒菸運動推向國際反菸舞台的公益廣告。

許多菸害宣導活動上街頭，包括歸亞蕾、楊慶煌、邵萱等人，也是不落人後。當年紅極一時的偶像團體L.A.Boyz，以及李明依、徐懷鈺、庾澄慶、黃子佼、趙自強、張惠妹、李宗盛等人，甚至布袋戲也都是董氏基金會的「拒菸尖兵」、「拒菸大使」，他們或因本身曾吸菸、或因本身不吸菸而曾遭受「二手菸」的侵擾，都勇於出面現身說法。

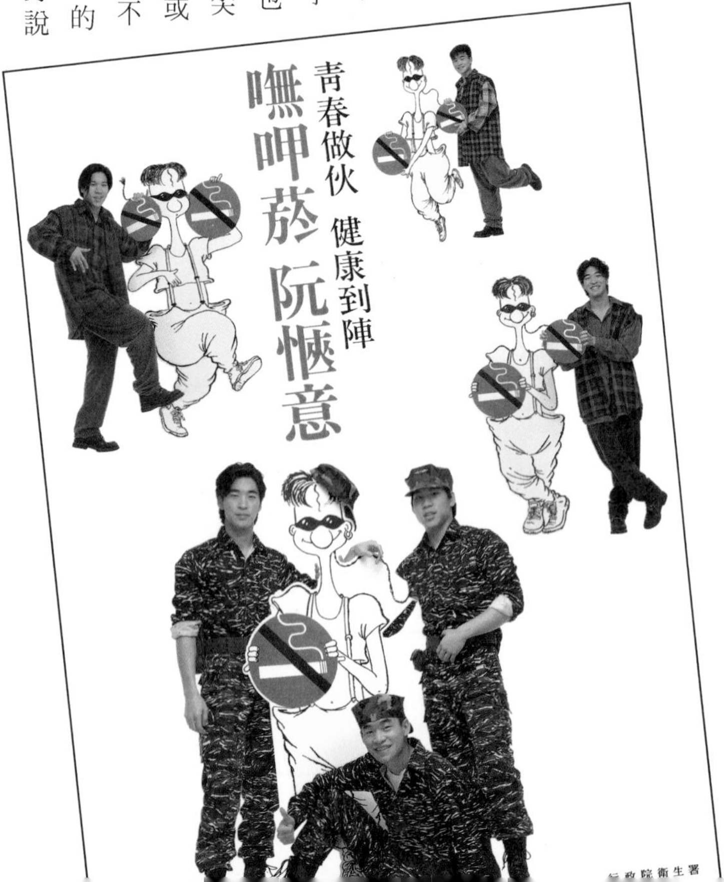

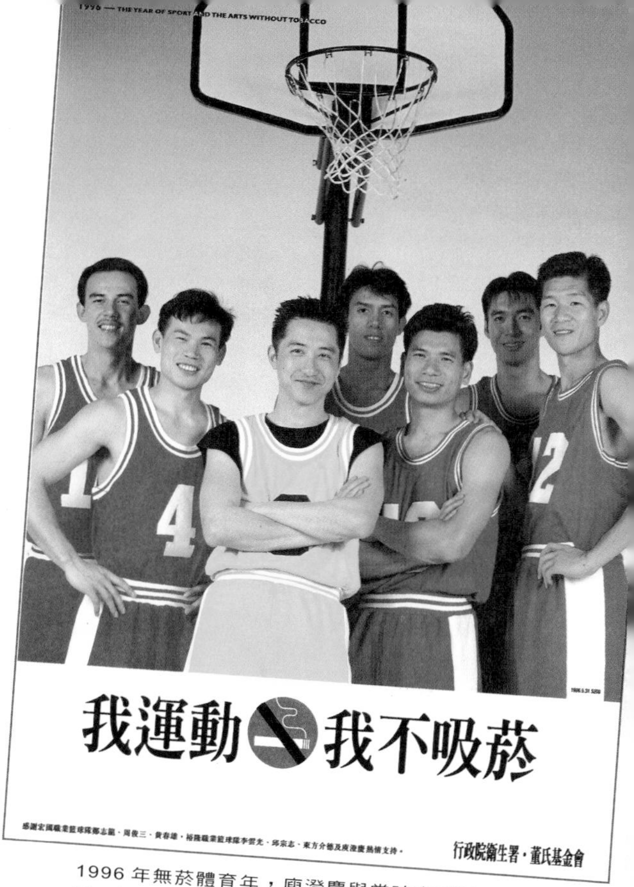

1996 年無菸體育年，庾澄慶與當時宏國隊鄭志龍、周俊三、黃春雄及裕隆隊李雲光、邱宗志、東方介德等六位職籃明星，共同代言「我運動、我不吸菸」。

就連職籃明星球員鄭志龍、李雲光、邱宗志、東方介德、周俊三、黃春雄等人，也都曾在「我運動，我不吸菸」廣告中露臉。李雲光、周俊三和東方介德，都有志一同地拒絕菸害，三人從來沒有吸過菸，對於二手菸更是痛恨到極點，而成功轉型選上立法委員的前宏國球隊選手鄭志龍，國中的時候曾經碰過菸，黃春雄和邱宗志也都曾經接觸過一陣子香菸，邱宗志還開玩笑地說，「當初是被香菸廣告給騙了，」後來他們三個人很有毅力地將菸戒除，過程很有運動員精神。

知名主持人黃子佼表示，他非常不能接受女孩子吸菸。在他的觀念中，女孩子是溫柔婉約的，如果遇到一個留著長髮、穿著得宜的女生，手上竟拿著一根菸，不論她的舉止多麼優雅，整體形象就會完全破滅，他認為這個世界還有很多好玩的事，沒有理由讓吸菸來浪費自己的生命。

沒有吸過菸的蘇慧倫則說，「女生可以為了愛漂亮去減肥，為什麼不能為了愛漂亮去戒菸？」如果是很注重皮膚保養的女生，就應該知道，吸菸會傷害皮膚，每個人都有權利去做自己喜歡的事，但一定要尊重別人，不要用二手菸傷害別人。

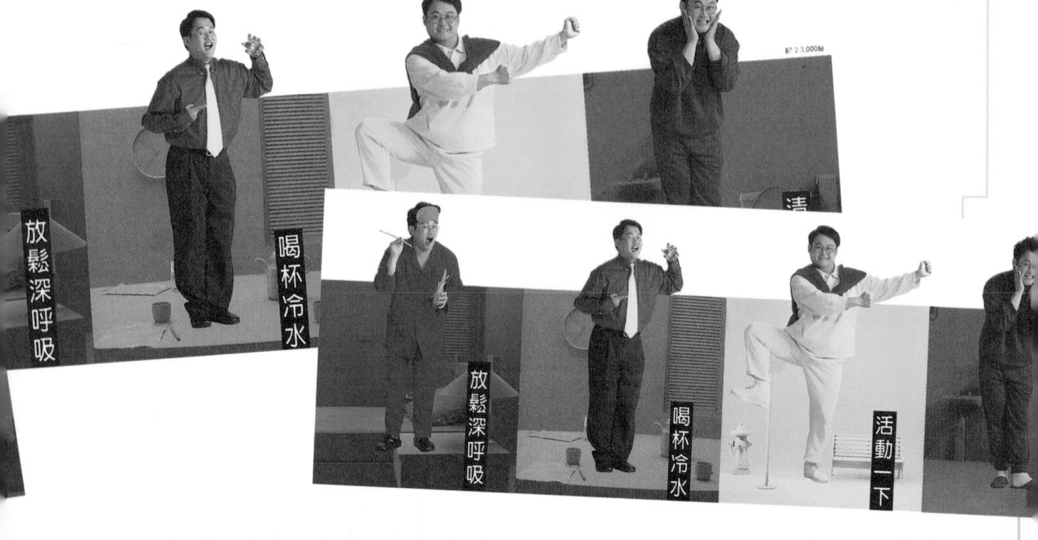
放鬆深呼吸
喝杯冷水
放鬆深呼吸
喝杯冷水
活動一下

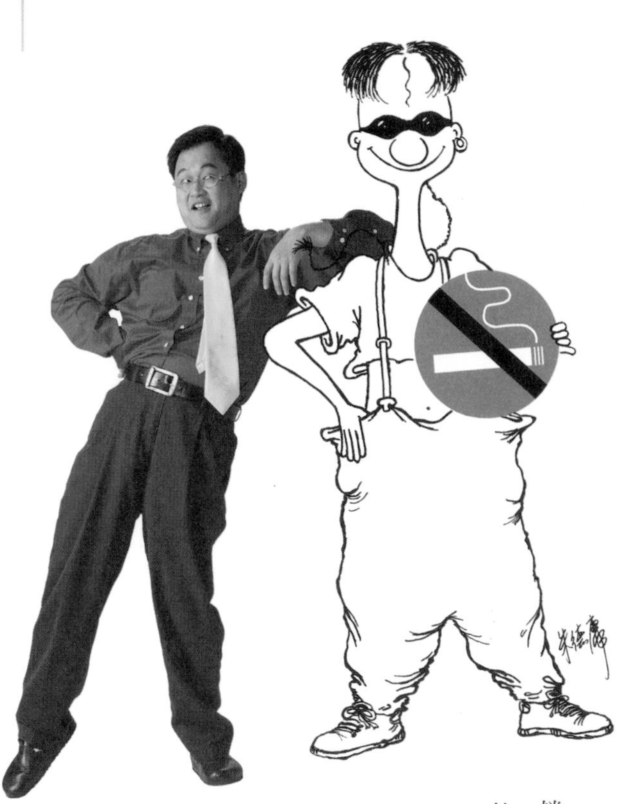

徐懷鈺有很多家人都會抽菸，但她和弟弟並沒有受到影響，因為曾經看過媽媽懷孕抽菸，讓妹妹出現腳抖動的後遺症，還有外婆、外公戒菸的辛苦過程，有著新世代、新新人類想法的徐懷鈺說，「年輕人有活力就不要吸菸！」

「水果奶奶」趙自強由自己戒菸的經驗出發，提出「健康新主張，戒菸當自強」為主題的戒菸公益廣告，教導民眾戒菸四招。

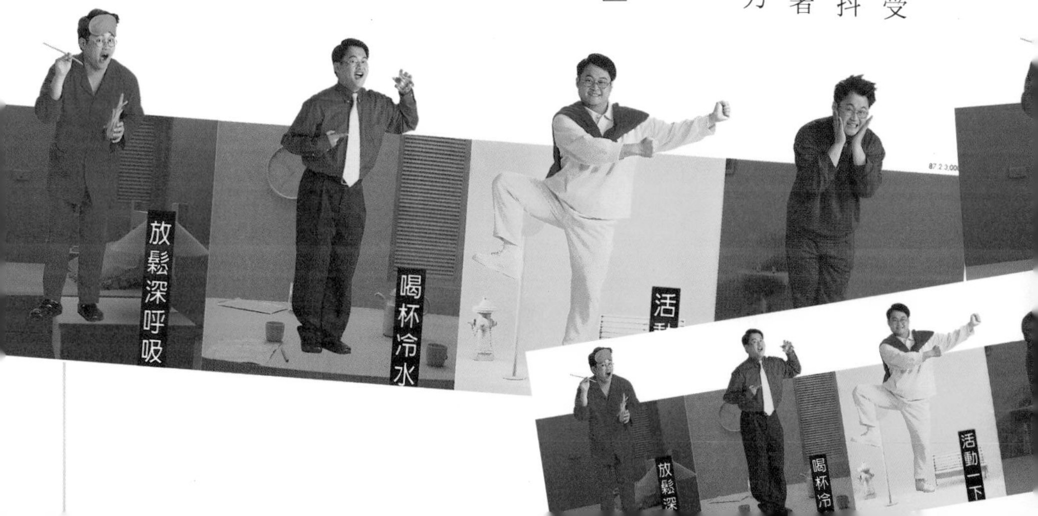

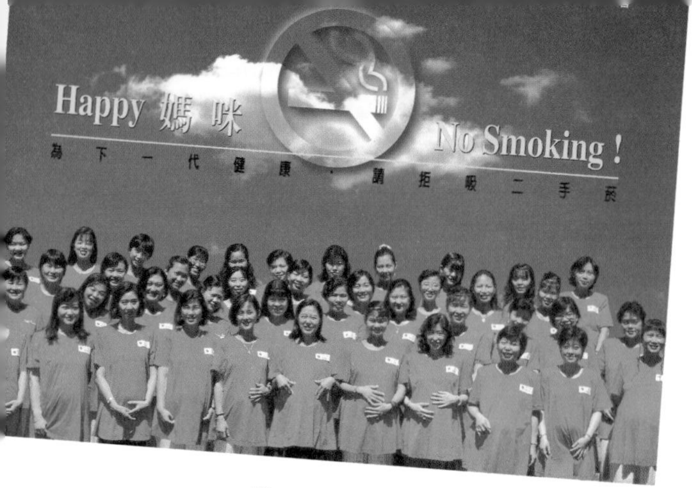
Happy 媽咪
No Smoking !
為下一代健康，請拒吸二手菸

而哈林庾澄慶和李宗盛等音樂人，也從本身戒菸的經過，鼓勵老菸槍戒菸，他們表示，不少音樂人都有靠吸菸來汲取靈感的習慣，以致菸愈抽愈兇，但哈林是在製作「快樂頌」專輯時，因嚴重呼吸道感染而住院，出院後，決心遠離香菸；菸齡逾二十年的李宗盛，則是受到成龍戒菸的「刺激」，加上為了孩子著想，才從菸癮中解放出來。

唸書時候的杜德偉，則是因為銀幕中的英雄人物，幾乎都叼根菸，讓他非常嚮往，希望自己可以快點長大，趕快成熟而嘗試吸菸，然而吸菸過程中，難聞的菸味，以及吸進體內的不舒服感，實在讓他無法忍受而遠離菸品，他要對青少年做出提醒，如果覺得吸菸可以幫助思考，那其實是缺乏自信的一種表現。當一個人非常有自信，知道自己要做什麼的時候，就懂得要相信自己，知道自己有才華，就是有才華，所以不需要用吸菸當藉口！

另一方面，針對不同的反菸訴求對象，董氏基金會則是邀請不同

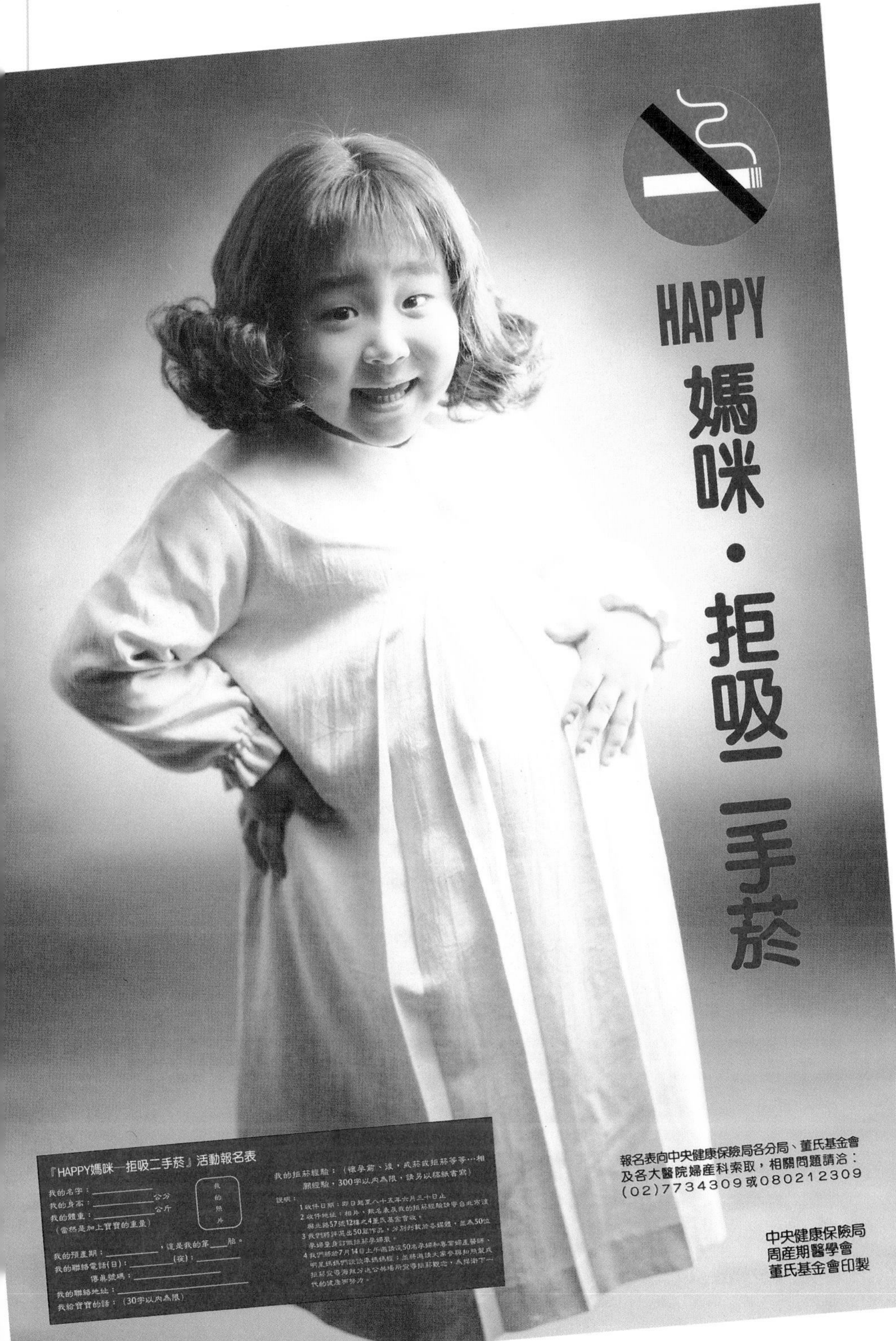
HAPPY
媽咪・拒吸二手菸
『HAPPY媽咪—拒吸二手菸』活動報名表
我的名字：
我的身高：　公分
我的體重：　公斤
（當然是加上寶寶的重量）
我的照片
我的預產期：　，這是我的第　胎。
我的聯絡電話(日)：　(夜)：
傳真號碼：
我的聯絡地址：
我給寶寶的話：（30字以內為限）
我的拒菸經驗：（懷孕前、後，戒菸或拒菸等等…相關經驗，300字以內為限，請另以稿紙書寫）
說明：
1 收件日期：即日起至八十五年六月三十日止
2 收件地址：相片、報名表及我的拒菸經驗請寄台北市復興北路57號12樓之4董氏基金會收。
3 我們將評選出50篇作品，分別刊載於各媒體，並為50位孕婦量身訂做拒菸孕婦裝。
4 我們將於7月14日上午邀請這50名孕婦和專業婦產醫師、
報名表向中央健康保險局各分局、董氏基金會及各大醫院婦產科索取，相關問題請洽：(02)7734309或080212309
中央健康保險局
周產期醫學會
董氏基金會印製

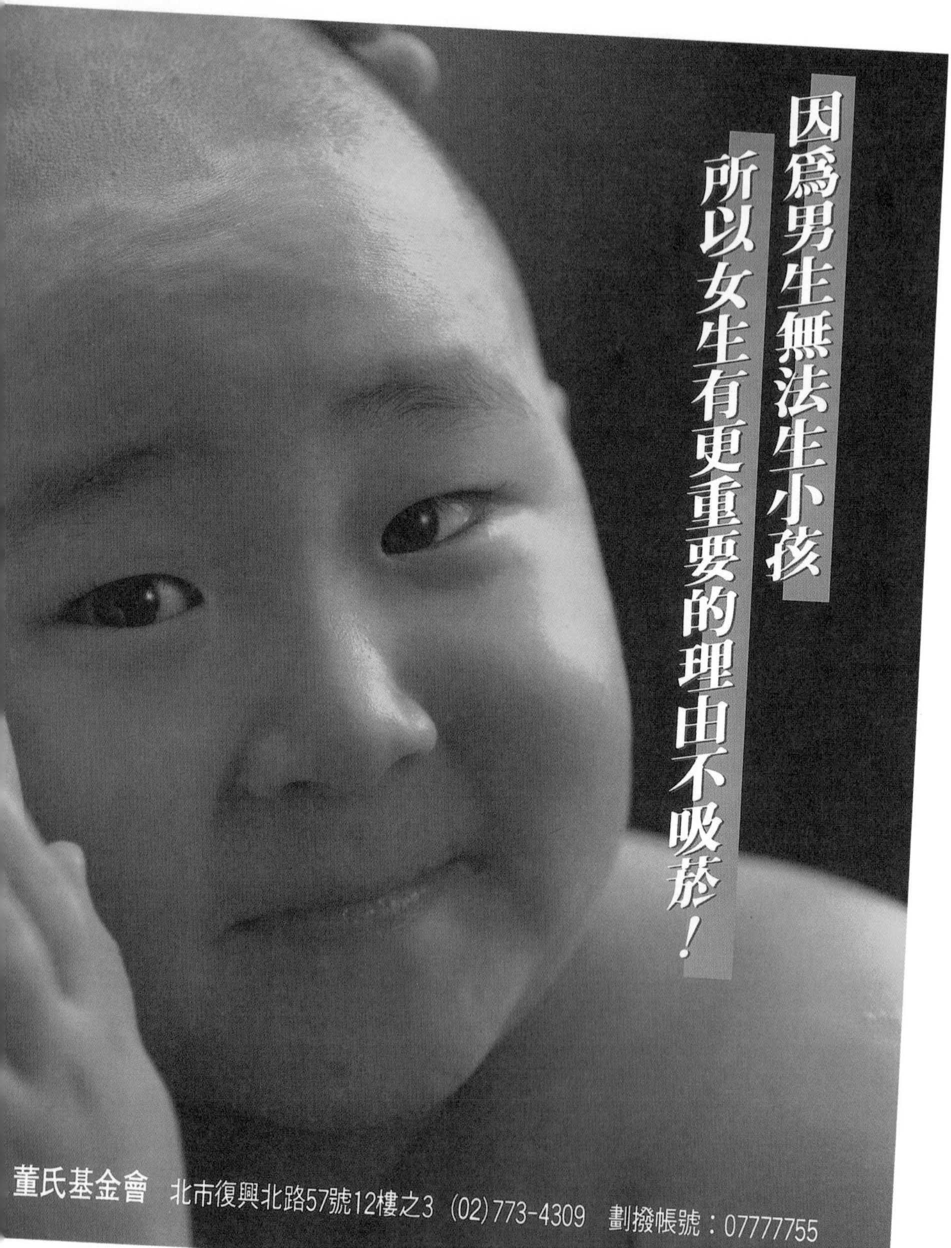
因爲男生無法生小孩
所以女生有更重要的理由不吸菸！
董氏基金會　北市復興北路57號12樓之3　(02)773-4309　劃撥帳號：07777755

為配合世界衛生組織 1995 年「女性拒菸年」的主題，在朱延平導演及童星郝劭文的協助下，以另類幽默的方式表達女性拒菸概念。

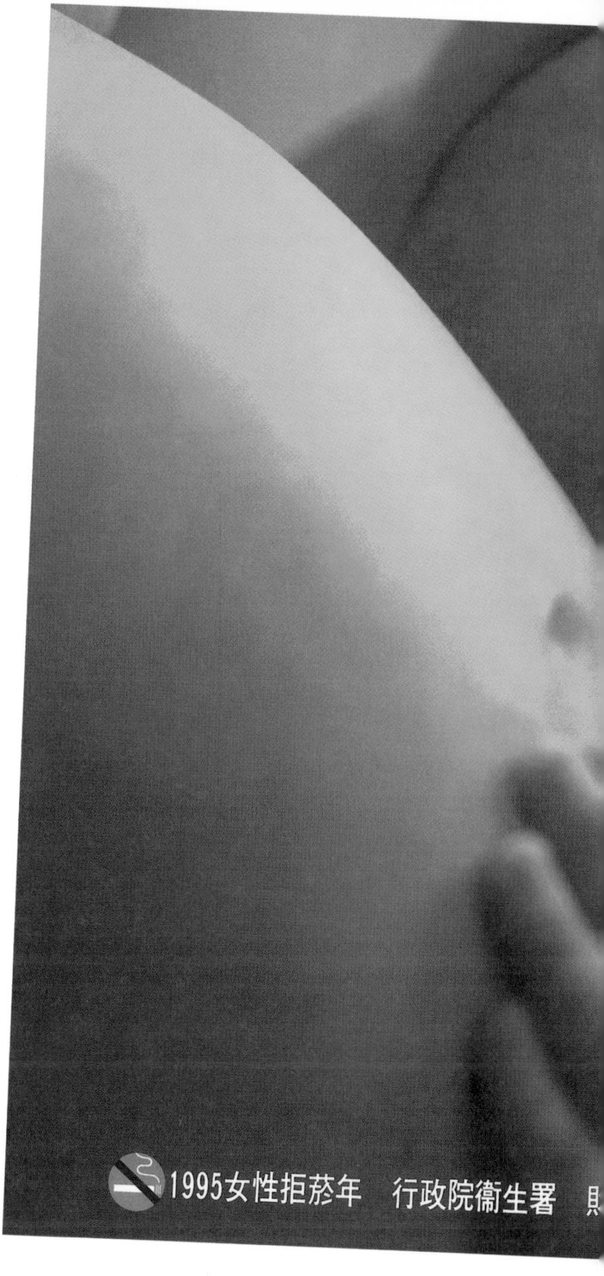

的藝人擔綱演出。例如，為了配合一九九五年「女性拒菸年」的宣導，董氏基金會找來童星郝劭文，在導演朱延平執導下，天真可愛的郝劭文依偎在一位孕婦的肚皮上，念著「因為男生無法生小孩，所以女生有更重要的理由不吸菸」的旁白，希望姊姊、阿姨、姑姑們不要吸菸。

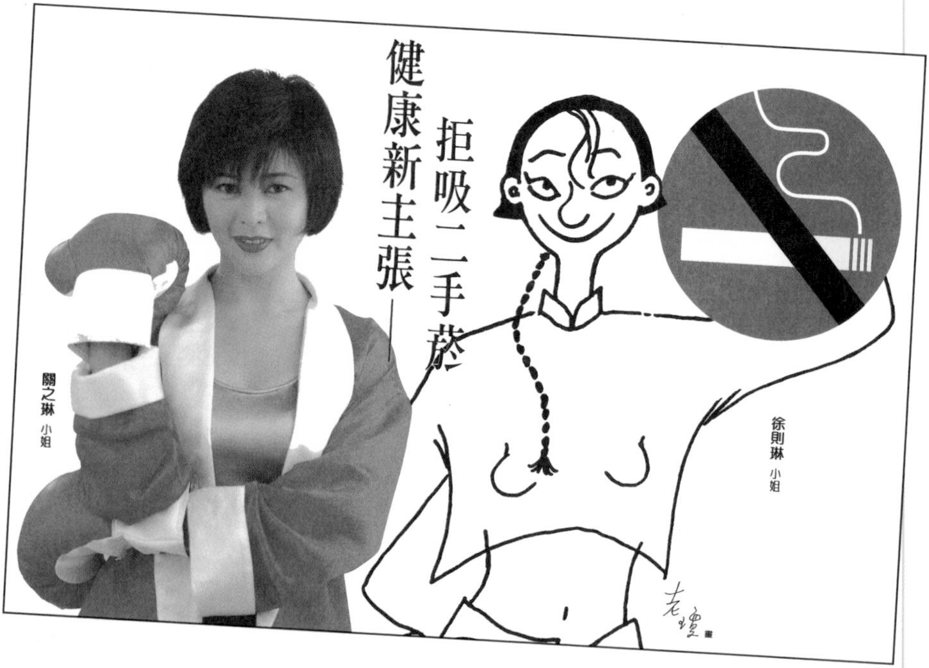

一九九五年，香港大美女關之琳擔任董氏基金會的拒菸大使，並義務來台拍攝公益廣告。穿著一襲紅色拳擊裝的關美人，在導演的指揮下，擺出各種揮拳姿勢，代表女性向菸害宣戰。近年在歌壇如日中天的「本土天后」張惠妹，也因為父親吸菸而引發肺癌病逝，讓她更了解吸菸的壞處，同意為董氏基金會二〇〇〇年「十二星座拒菸秘笈」的反菸廣告入鏡。她還說，「未來挑另一半，一定要選擇不吸菸的。」

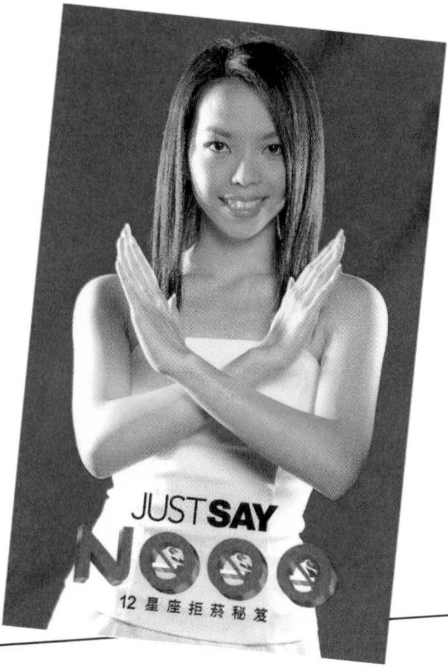

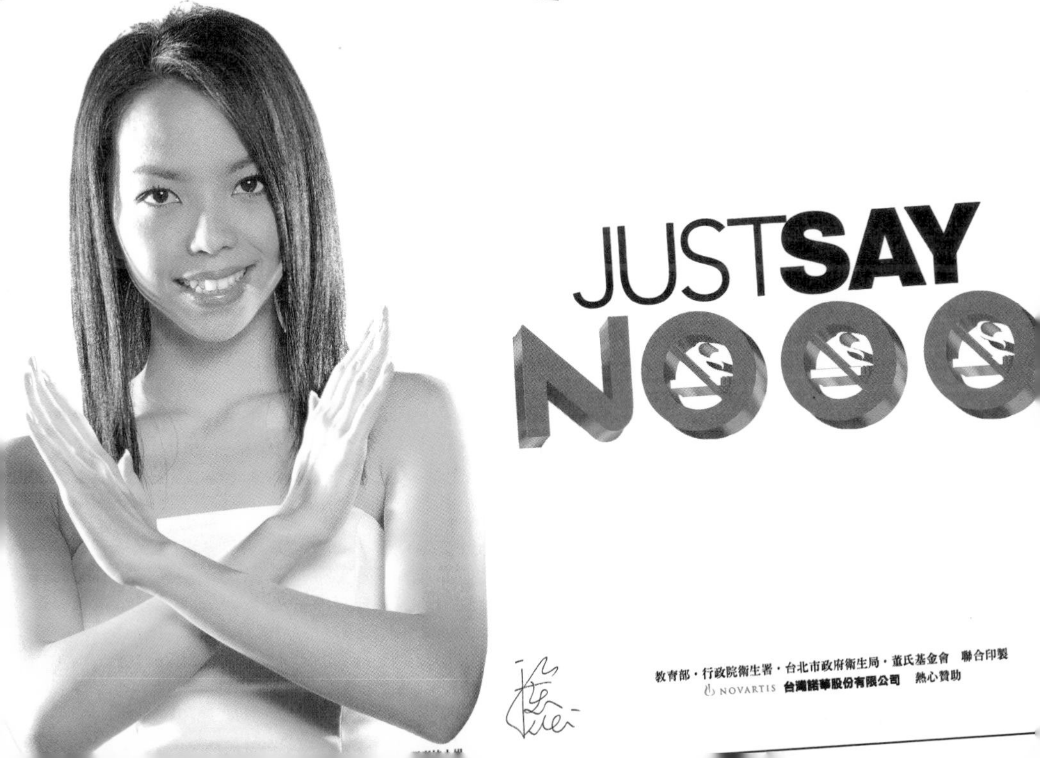
JUST SAY
NOOO
教育部・行政院衛生署・台北市政府衛生局・董氏基金會　聯合印製
NOVARTIS 台灣諾華股份有限公司　熱心贊助

以其人之道還治其人之身

根據調查，青少年對於一般傳統教育宣導的接受度，以及醜化吸菸行為的禁菸廣告，並不感興趣，反而會使一時的青少年吸菸率上升。而一九九三年，CAMEL香菸以卡通造型促銷菸品，短短五年內，該品牌青少年的吸菸率自一%成長為三三%，為此，董氏基金會除了積極尋找明星代言拒菸外，特別製造了

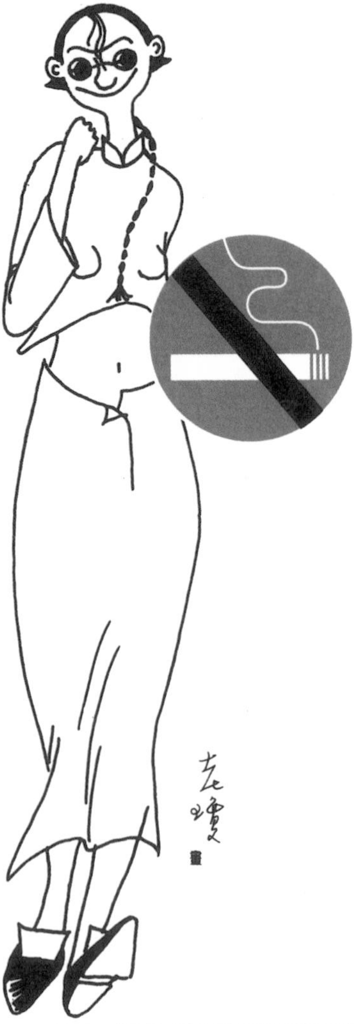

兩位「拒菸偶像」，一為「徐則林」，一為「徐則琳」，這兩位虛擬的漫畫人物，國人在禁菸公車、禁菸計程車上都可看到他（她）們俏皮的身影。當初，董氏為這兩個漫畫人物取名，是以清朝反菸大將林則徐為本，以其姓名反著念，先設計出現代反菸漫畫人物徐則林，隔兩年再讓徐則琳現身。

這兩個反菸漫畫人物是由漫畫家朱德庸與老瓊操刀設計，徐則林的外觀是

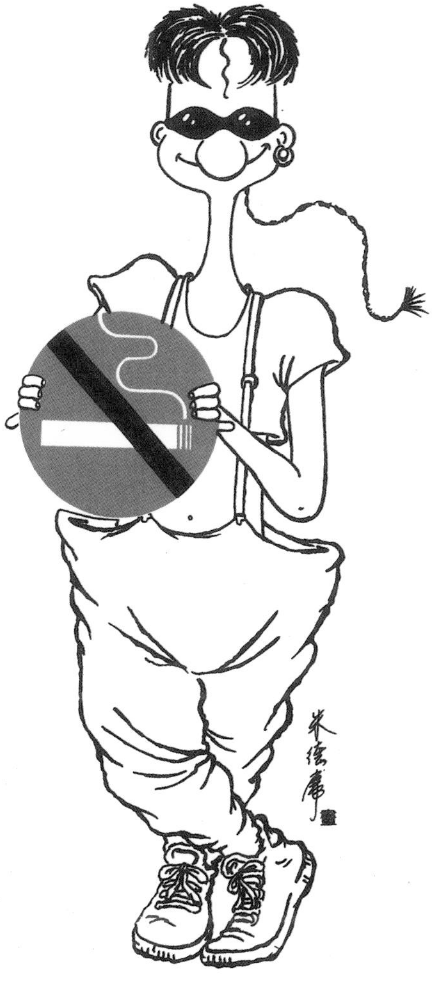

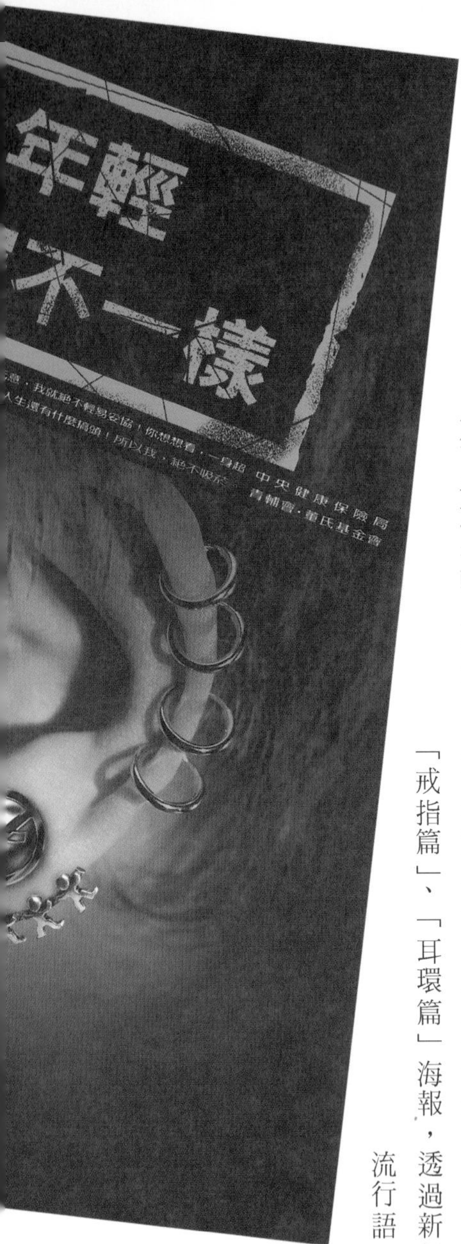

露著肚臍眼、頭髮中分留髮辮、戴墨鏡、穿著吊帶褲、左耳戴個小耳環，有點痞子樣；老瓊所設計的徐則琳則是丹鳳眼、留著西瓜皮短髮及小辮子，兩人都帶點喜感、流行與酷的造型，充分展現帶領時代風尚的意涵。朱德庸說，他創造徐則林的第一個想法是，戒菸不能老是說教，年輕人才不會排斥，因此把徐則林裝扮成前衛與耍酷的造型。至於徐則琳則是一位既現代又古典的新女性化身，期許她帶動女性拒菸風潮。

為了爭取年輕人的認同，董氏基金會於一九九七年推出青少年拒菸廣告「戒指篇」、「耳環篇」海報，透過新新人類的流行語，以看似大膽且前衛的圖案來吸引年輕人

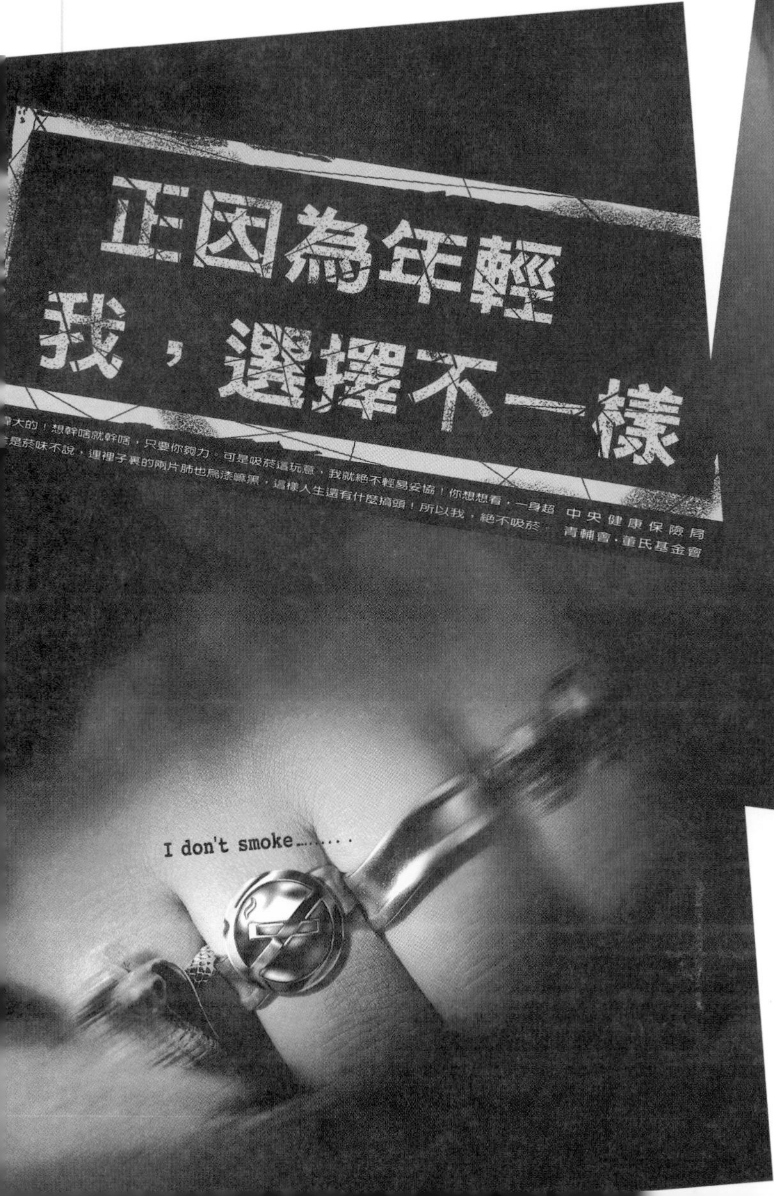
正因為年輕
我，選擇不一樣
大的！想幹啥就幹啥，只要你夠力。可是吸菸這玩意，我就絕不輕易妥協！你想想看，一身超
是菸味不說，連裡子裏的兩片肺也烏漆嘛黑，這樣人生還有什麼搞頭！所以我，絕不吸菸。
中央健康保險局
青輔會·董氏基金會
I don't smoke........

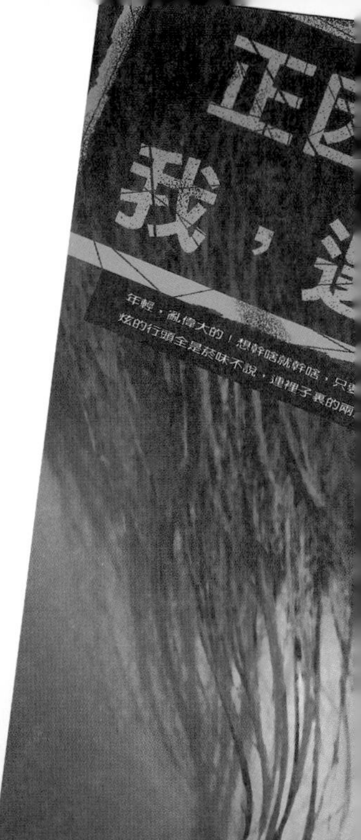
我，
年輕，亂偉大的！想幹啥就幹啥，只
炫的行頭全是菸味不說，連裡子裏的兩
I don't

的注意，在當時更引起廣告界的話題，甚至獲得New York Festival 1998年平面廣告設計製作佳作及入圍。New York Festival在國際的地位猶如平面的奧斯卡金像獎。當時部分家長及學校也對此拒菸廣告，有正反兩面不同的看法。

這一則廣告的文案設計是「正因為年輕，我選擇不一樣」，更炫的則是在海報中由一名染髮成五顏六色的「酷哥」，帶著禁菸圖案的耳環，海報上寫著「你想想看，一身超炫的行頭全是菸味不說，連身體內的兩片肺葉也烏漆抹黑」。林清麗說，這則廣告出現後，有學生反映「海報很辣」，還詢問有戒菸圖案的戒指、耳環哪裡買得到；但

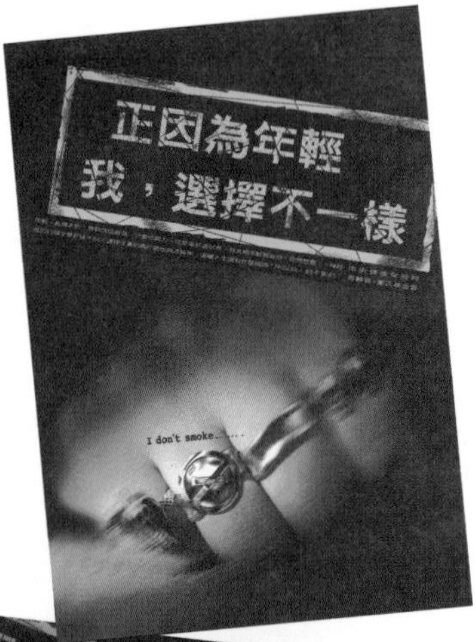

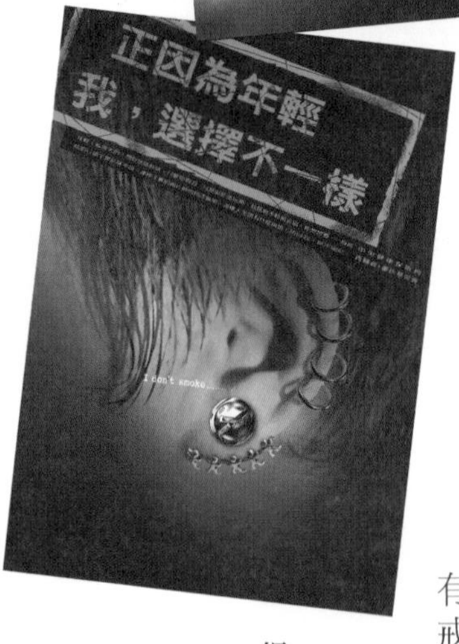

針對青少年推出拒菸文宣，當時衛生署張博雅署長（前排左三）、馬英九教授（前排右三）等共同帶領學子宣誓「正因為年輕，我選擇不一樣」。

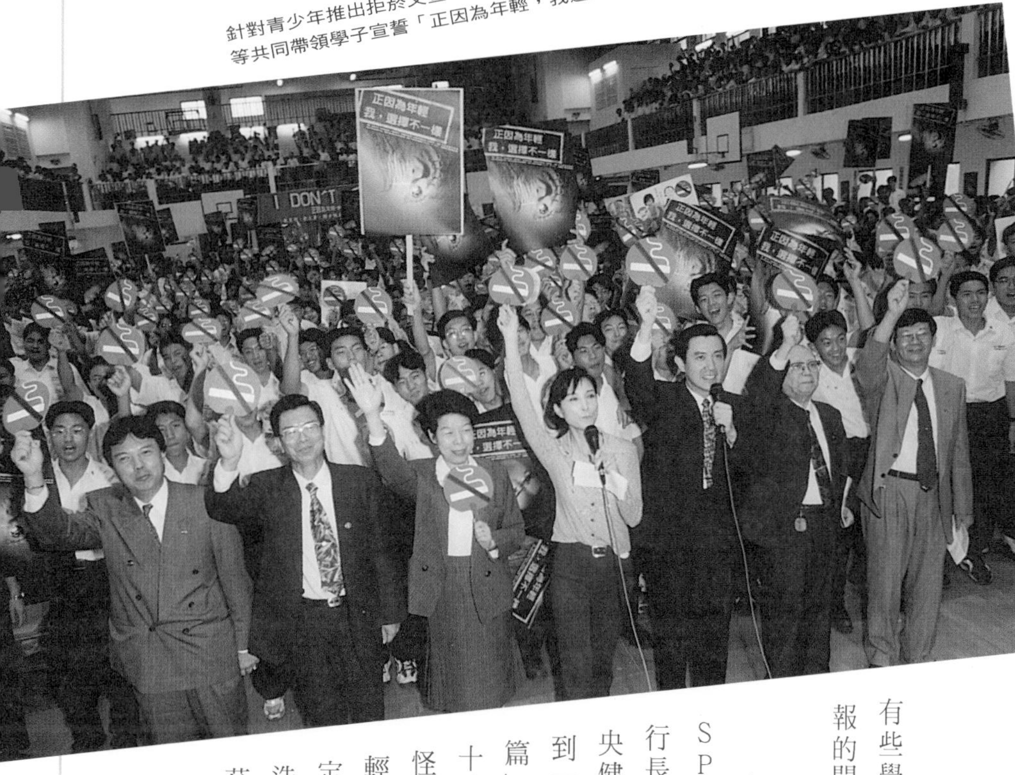

有些學校無法接受染髮海報的開放尺度。

自認為LKK卻不SPP的董氏基金會執行長葉金川，當時是中央健保局總經理，他看到「戒指篇」及「耳環篇」的文宣初稿時感覺十分震撼，覺得「怪怪的」，但為了打動年輕人的心，他仍然肯定用這樣既炫且酷的造型設計。由這類拒菸廣告的風格與設計，跳脫以往正面、嚴肅、直接訴求的廣告作風，也顯示董氏基金會與時俱進的反菸宣傳手法，以求達到目標族群拒菸、戒菸的目標，以突破重重的菸幕。

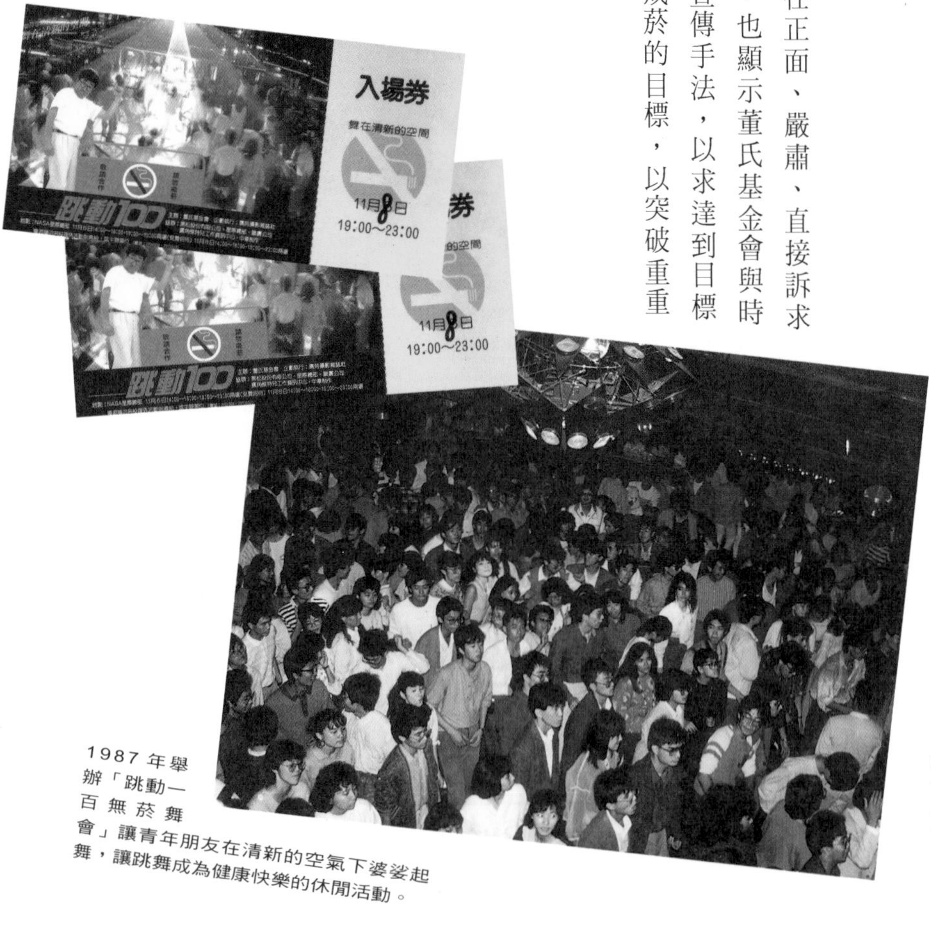

1987年舉辦「跳動一百無菸舞會」讓青年朋友在清新的空氣下婆娑起舞，讓跳舞成為健康快樂的休閒活動。

Chapter 3

反菸的代名詞

——董氏基金會

董氏基金會自一九八四年成立以來，即以「尊重生命」為宗旨，並致力於促進全民健康的工作，期許以全方位進入各項健康議題為己任，其中又以菸害防制工作著力最深、影響最大。在反菸工作的推動上，從孤軍奮戰到形成運動，乃至立法約束，對台灣無菸環境的努力已頗有成績。董氏基金會董事長嚴道說，基金會仍要再接再厲，他理想中的反菸成果，是要做到連一根菸都沒有的無菸環境。

◇ ◇ ◇

董氏基金會於一九八四年五月，由創辦人董之英先生捐資，在董事長嚴道大力協助下，逐漸成長茁壯，如今董氏基金會形同拒菸的代名詞。董氏基金會成立之初，即將菸害宣導列為首要之務，並研擬本土的反菸策略，從楊林代言的中指和食指交叉的戒菸手勢，到製作各式各樣的禁菸海報、標幟；從孫越、陳淑麗到吳伯雄加入終身義工，到伊能靜等大批明

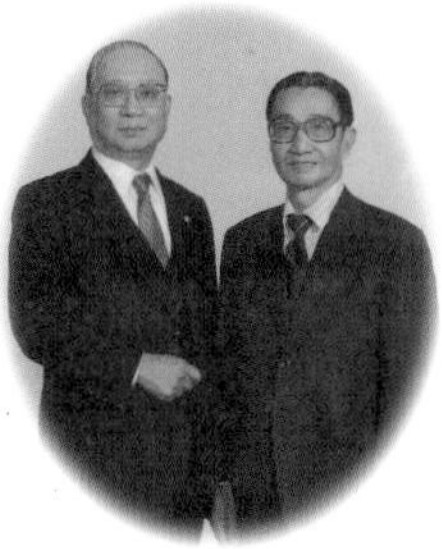

董氏基金會創辦人董之英（右）及董事長嚴道。

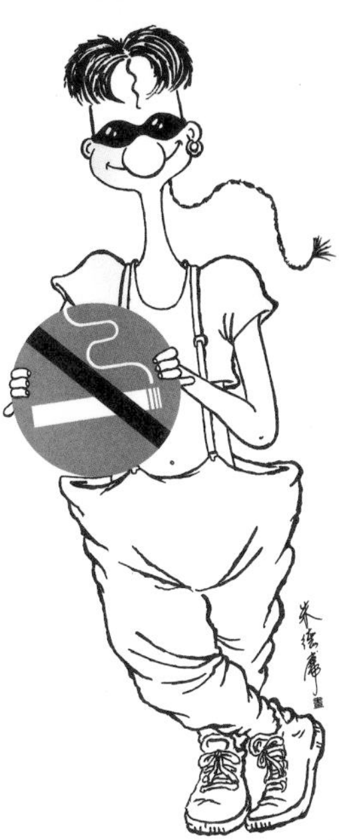

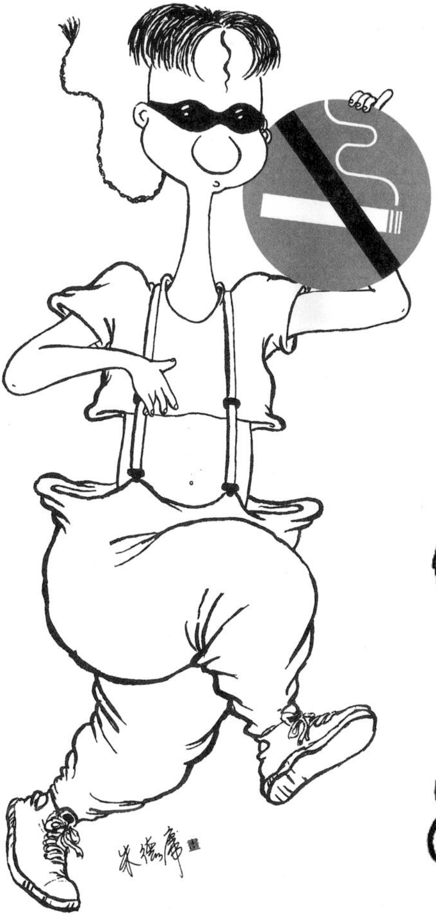

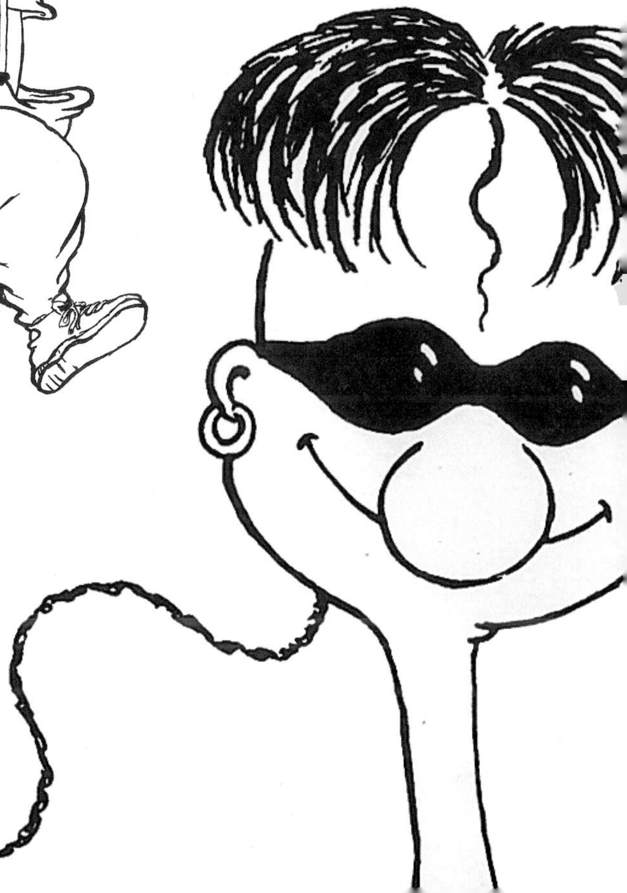

星參加拒菸廣告拍攝、漫畫人物「徐則林」引領拒菸風潮，連聖石傳說的素還真也成為拒菸偶像，每一階段都掀起拒菸活動的熱潮，逐漸喚起國人對菸害的重視。

一開始，董氏基金會由當時成立之初的副執行長藍忠孚（現任慈濟大學校長）的發想安排，舉辦董氏基金會成立以來的第一場座談會「吸菸與健康，決定權在你」，並且發起「嫌菸月」活動，提醒抽菸的人「菸有害身體健康」，呼籲大家選擇健康而非吸菸；但是由於當時

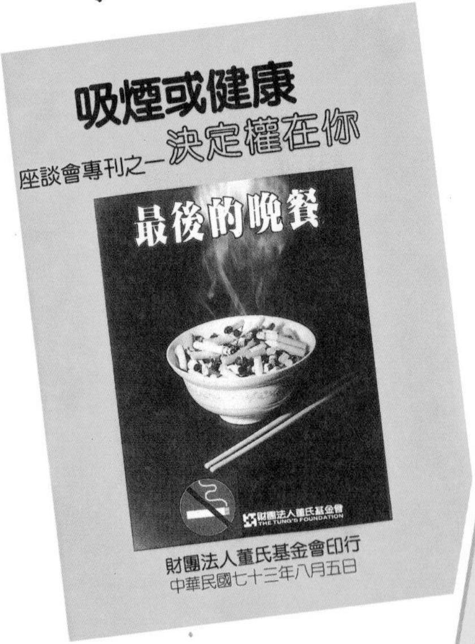

「吸菸或健康，決定權在你」座談會專刊。

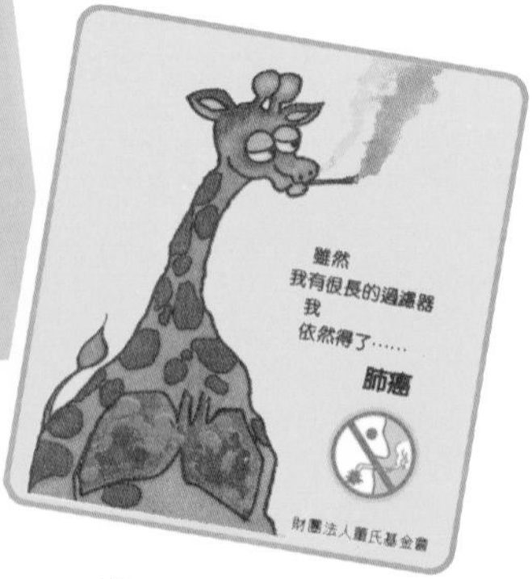

1984 年於台北市各國中舉行「吸菸或健康」巡迴展之宣傳貼紙。

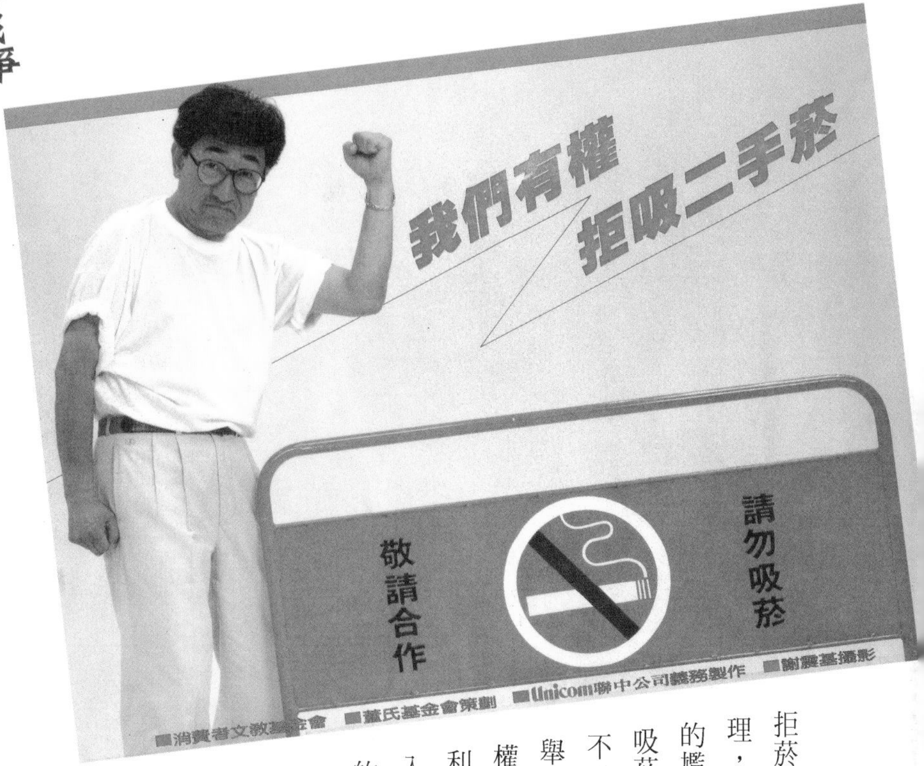
我們有權
拒吸二手菸
請勿吸菸
敬請合作
■謝震基攝影
■Unicom聯中公司義務製作
■董氏基金會策劃
■消費者文教基金會

拒菸風氣未起，因此面臨吸菸的人不理，不吸菸的人覺得議題與自己無關的尷尬處境。之後拒菸的訴求對象由吸菸者轉向非吸菸者。一九八六年，不吸菸者的健康意識抬頭，董氏藉舉辦「消費者有拒絕二手菸的拒菸權」座談，並以「禮貌、行動、權利」為口號，由「拒吸二手菸」切入菸害議題，自此造就了全民反菸的觀念。

「二手菸」一詞的由來，是由董氏基金會董事長嚴道及終身義工孫越，兩位老先生於閒談間所創造，兩人正在談論不吸菸的人大部分都討厭菸味，加上這些和空氣混和的菸味多夾雜著許多有害物質，對不吸菸的人而言，對健康實在是一大威脅，當時孫越正在拍攝電影「二手貨」，兩人突然靈光乍現，聯想到這些令人討厭的菸味不就是「二手菸」嗎？於是造就了二手菸名詞，提醒更多不吸菸的人，為了維護健康有權利拒吸二手菸，展開了全民拒菸的新時代。

反菸火車頭

這十八年來，只要提到戒菸、反菸，許多民眾立刻想到董氏基金會，更由於基金會持續在反菸活動上造勢，帶動反菸新主張，讓董氏成為新聞曝光率最高的公益團體之一。一九八七年元月起，洋菸洋酒全面解禁，獲准以優惠條件進口；但菸商為了牟利，大肆進行促銷活動，導致年輕人吸菸率大幅上升。為了反制菸害逐漸擴散，董氏基金會於是結合了醫藥、婦幼及環保等二十一個民間公益團體，成立「中華民國拒菸聯盟」，開始串連民間的力量，將拒菸運動發展為全民運動。這些年來，董氏基金會不僅讓菸商不能高枕無憂，更由於基金會董事長嚴道不時前往美國在台協會陳情、抗議，早已被美方視為「頭痛人物」。

第一次讓董氏打響名號的，是一九八九年二月由董氏聯合主婦聯盟、環境品質文教基金會、新環境基金會等十二個民間團體，前往美國在台協會台北辦事處舉牌抗議，反對美國「肯特」香菸代理商推出的「買香菸，送轎車」促銷菸品活動。這項由國內民間社團首次以美國在台協會為抗議對象，所展開的街頭反菸運動，在當時還引起政府高度關切，但反菸團體認為美方袒護菸商，罔顧我國國民健康，於是人手一支「抗議 KENT 違規促銷」的標語，前往舉牌抗議，並向當時駐台北辦事處處長丁大衛遞交抗議書，請求立即制止美國菸草公司這種不道德的促銷行為，而這次行動的發起人，就是嚴道。

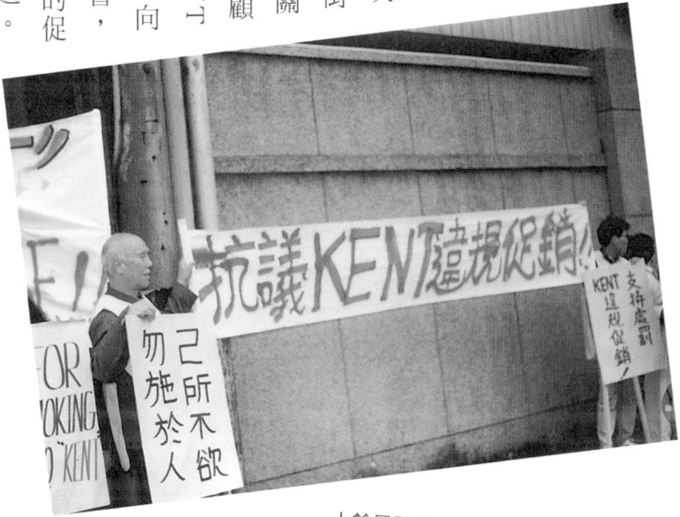
抗議KENT違規促銷
己所不欲
勿施於人
支持處罰
KENT
違規促銷！

十餘民間團體至美國在台協會抗議肯特香菸以抽獎送轎車的方式促銷菸品的違規行為。

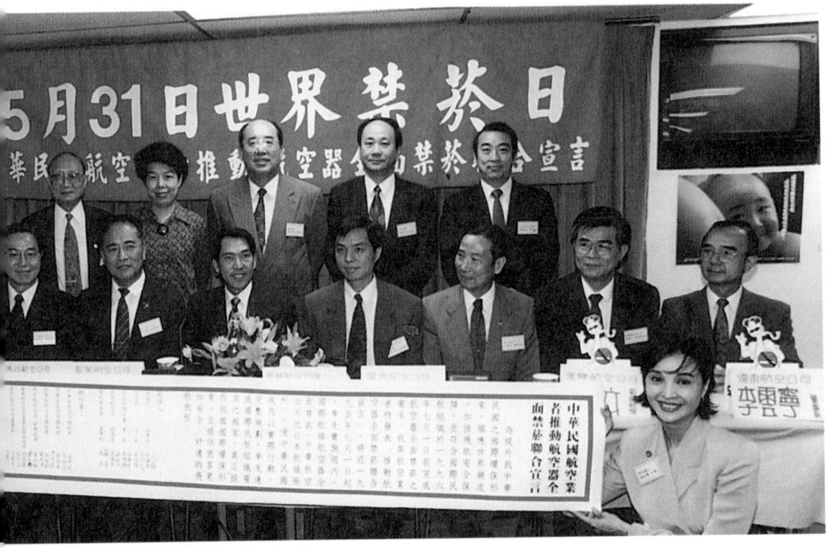

一位不願具名的資深記者指出，洋菸開放之初，當時的衛生署長施純仁曾發出豪語：「洋菸廣告走到哪，衛生署的反菸廣告就跟到哪！」但一開始，衛生單位一直對反菸處於被動，反而是董氏基金會和若干民間團體，長年不懈地和菸商周旋、對抗。

在拒菸、反菸的工作，董氏基金會除了對外抵禦洋菸商的促銷廣告，及堅決作政府對美方談判的後盾之外，在推動國內拒菸環境與公眾教育、以及配合世界禁菸日與國際反菸潮流，所進行

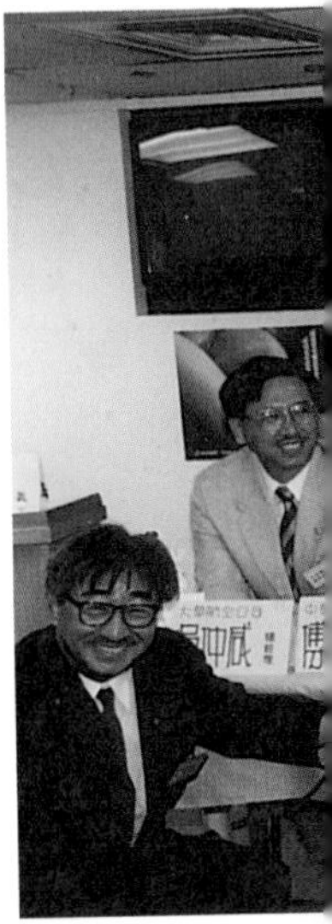

1995年世界禁菸日，國內九大航空業者共同宣示航空器全面禁菸。

的菸害防制宣導，更是不遺餘力。經過十年努力推動拒菸後，終於使國內的吸菸率及吸菸量降低了約九％，正好抵銷了開放菸品進口造成的影響。

例如，早在一九八六年，鑑於美國國防部長下令實施軍史上最大規模的禁菸教育計畫，並針對軍隊吸菸地點進行設限，此舉立刻引起董氏基金會起而效仿，力促國內實施已久的軍中配菸制度應改弦更張。嚴道說，軍中配菸政策讓他最不能忍受的是，許多原本不會吸菸的年輕人，在軍中服役後，由於每月配菸，等到退伍時已變成了老菸槍；為此，董氏曾三度聯合國內公益團體，要求取消軍菸配售，改發放其他有益身心的物品。

此外，針對中興大學社會系教授接受法務部委託調查評估，認為監所開放菸禁比較適當，此事也引起董氏基金會等反菸團體的反

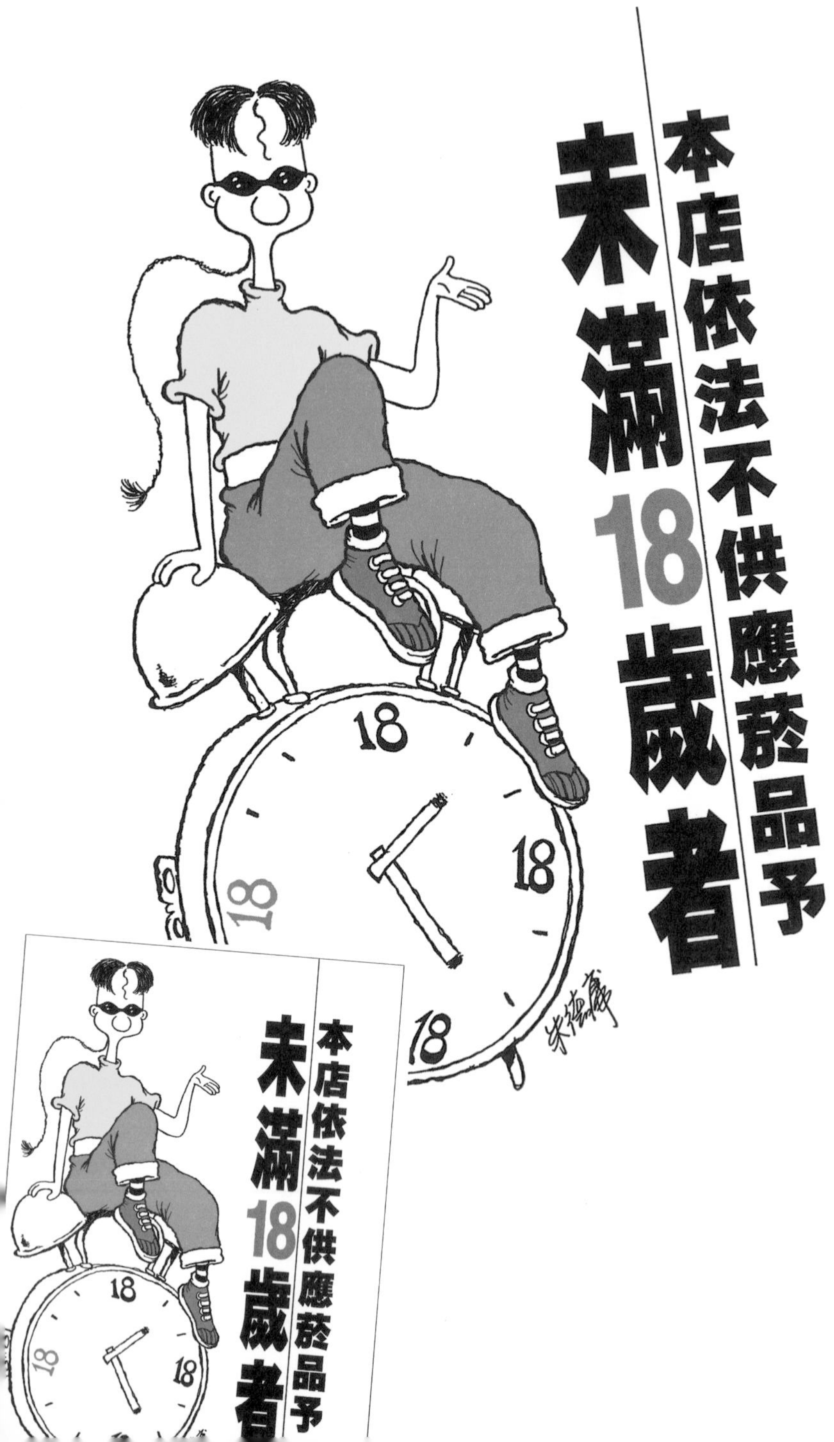
本店依法不供應菸品予
未滿18歲者

對。嚴道說，監所是一個導正人心，使人由壞到好的場所，則吸菸這種害人又害己的行為，怎可在這種場所開放？嚴道曾三度致函前法務部長呂有文，強調無論站在環境安全、人體健康維護或不吸菸者權利的立場，監所都不宜開放菸禁。一九九三年，當時擔任法務部長的馬英九決定，在鼓勵受刑人戒菸的前提下，監所只能定時定點開放吸菸，以穩定囚情，但對於未吸菸或戒菸良好的受刑人則給予獎勵。

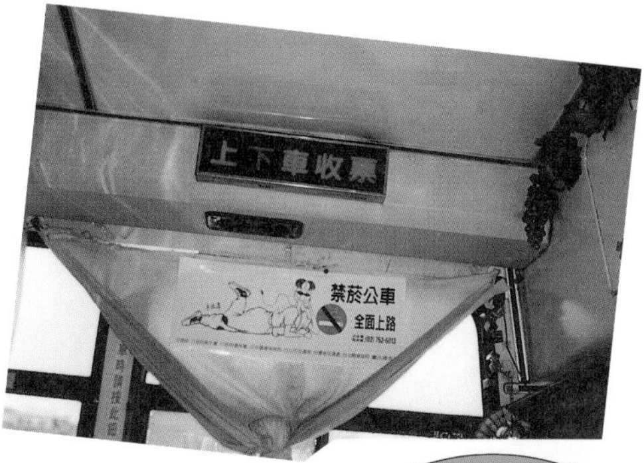

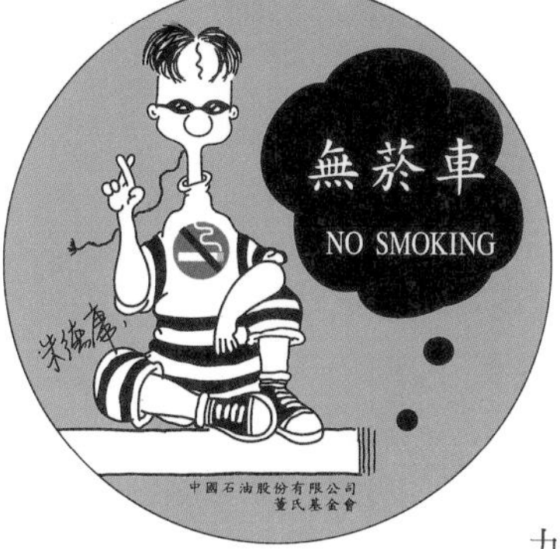

自一九九三年起，董氏基金會也先後促使台灣省鐵路局的「自強」、「莒光」及「復興號」等對號列車全面禁菸；然後則是一九九五年，推動國內九大航空業者航空器全面禁菸；一九九七年，則是推動全台十七家公民營汽車客運業者、近九千輛公車全面禁菸，

還給乘客擁有呼吸清新空氣的空間，讓交通工具全面落實禁菸措施；一九九七年同時推動連鎖超商簽署「拒賣菸品予未滿十八歲者」公約，並徵得六千四百二十五家商店張貼大型拒賣菸品給未滿十八歲者標章。

多元化宣導

除了靠廣告宣傳反菸外，董氏基金會在每年的世界禁菸日，更配合當時的議題，創造反菸的風潮。例如，九〇年代前後，當時流行搖滾演唱會，於是舉辦「拒菸熱情雷射演唱會」，由於正逢林則徐焚鴉片煙一百五十週年，董氏基金會設計了一系列活動，一九九〇年邀請了美國前雲絲頓香菸廣告代言人、後來成為反菸戰士的大

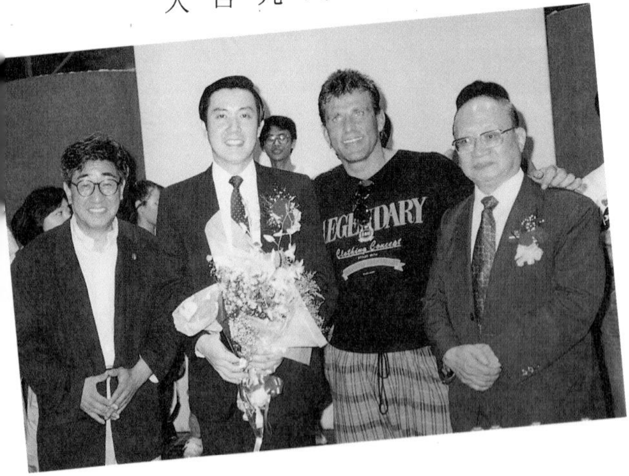

為紀念林則徐先生禁煙 150 週年，董氏基金會邀請前雲絲頓香菸代言人大衛．高立茲先生（David Goerlitz，左二），來台分享自己從推銷菸品到打擊菸品的心路歷程。

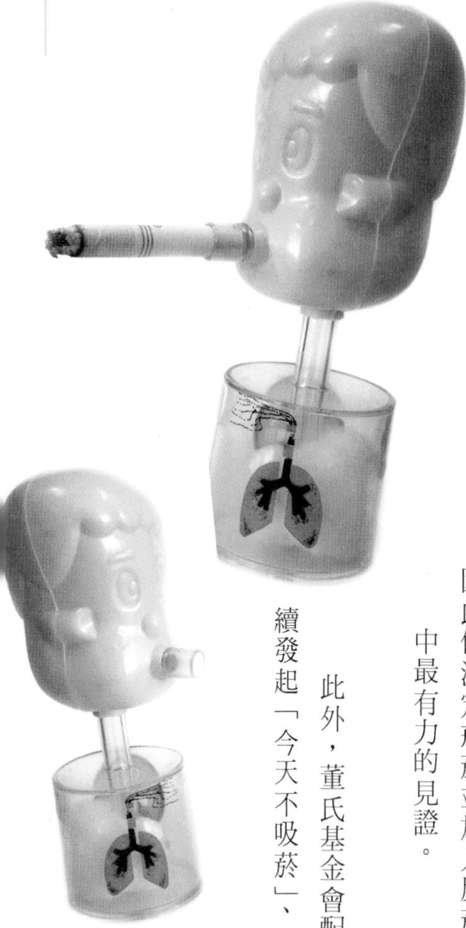

吸菸小傻瓜教具

衛．高立茲來台，由其親身經驗告訴青少年朋友，香菸廣告未能傳達的菸害事實真相。

大衛．高立茲自十五歲為模仿哥哥而開始吸菸之後的二十四年，一直是香菸的愛好者與信奉者，由於代言菸品廣告之故，更儼然是香菸的代表者與促銷者，戒菸的念頭是他到癌病中心探視他哥哥之時所萌生的，他看到許多年紀與他相仿，甚至更年輕的肺癌患者，頭髮脫落渾身插滿針頭與管子，年輕卻無法讓人感受到一絲絲的生命活力，有的只是一片死寂，這時，他才第一次感覺到和死亡很接近，也是第一次想到，人們所說的種種吸菸害處，並非危言聳聽，因此他決定戒菸並加入反菸的行列，成為反菸運動陣營中最有力的見證。

此外，董氏基金會配合「世界禁菸日」活動，陸續發起「今天不吸菸」、「媒體拒菸年」、「女性拒菸

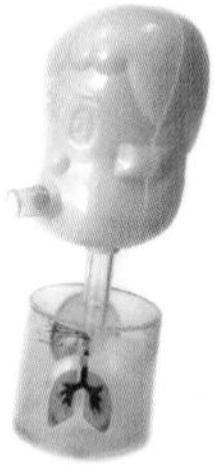

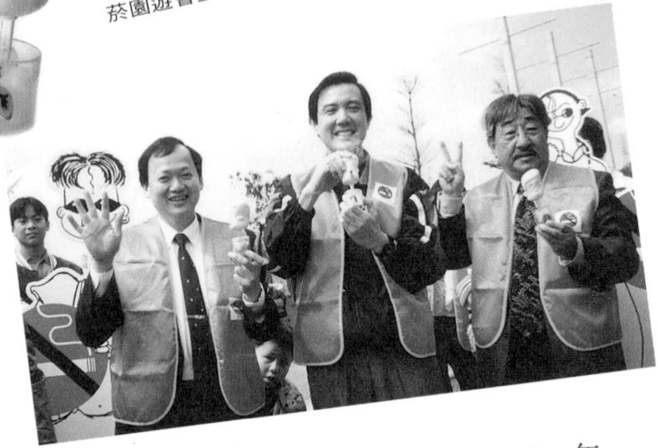

當時健保局總經理葉金川、馬英九教授及孫叔叔，於拒菸園遊會上共同示範拒菸教具——拒菸小傻瓜。

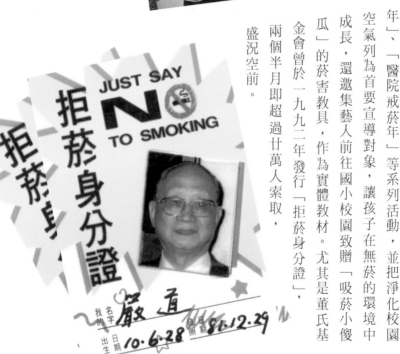

年」、「醫院戒菸年」等系列活動，並把淨化校園空氣列為首要宣導對象，讓孩子在無菸的環境中成長，還邀集藝人前往國小校園致贈「吸菸小傻瓜」的菸害教具，作為實體教材。尤其是董氏基金會曾於一九九二年發行「拒菸身分證」，兩個半月即超過廿萬人索取，盛況空前。

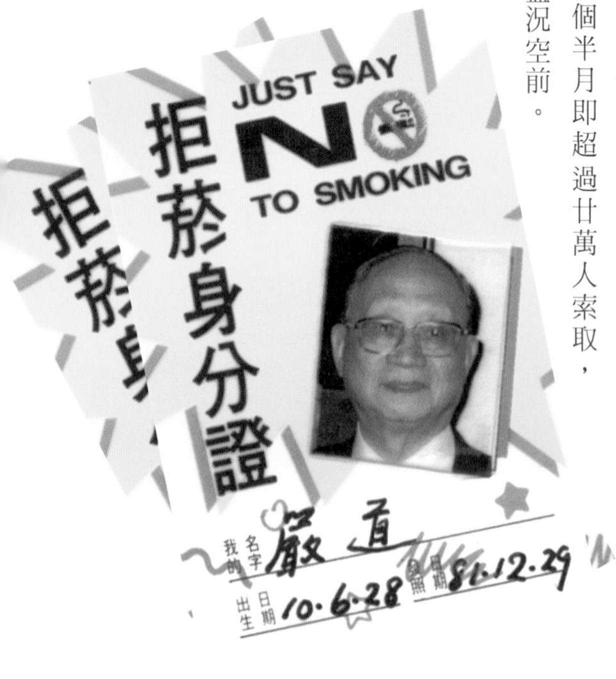
拒菸身
JUST SAY
NO
TO SMOKING
拒菸身分證
我的名字 嚴道
出生日期 10.6.28
發照日期 81.12.29

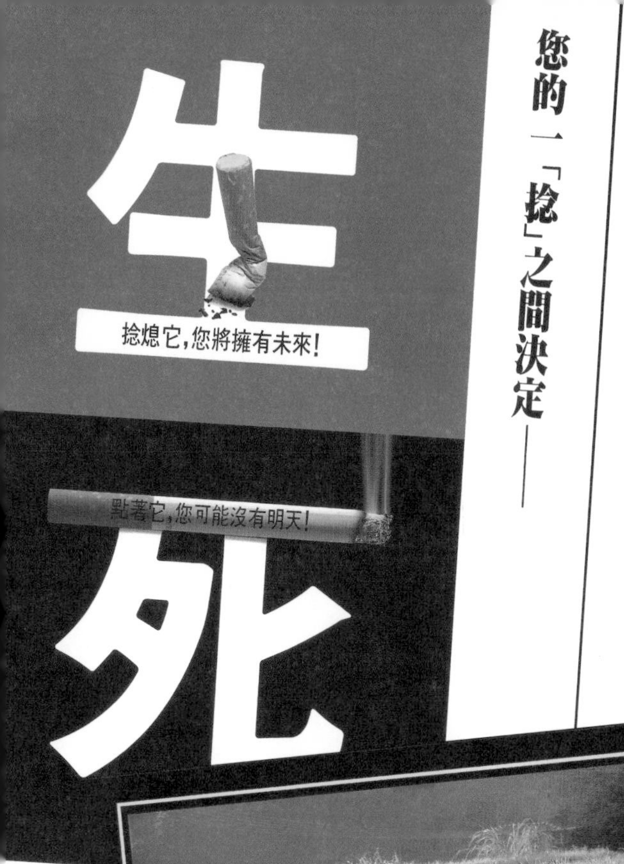
您的一「捻」之間決定——
生
捻熄它,您將擁有未來!
點著它,您可能沒有明天!
死

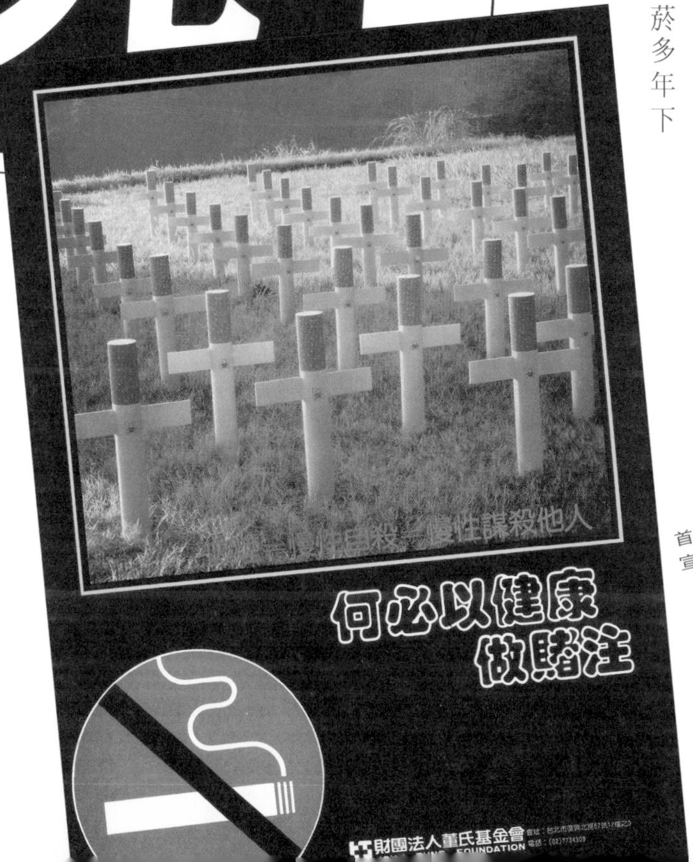

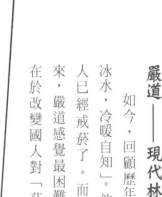

嚴道——現代林則徐

如今，回顧歷年來的禁菸工作，嚴道形容如同「寒天飲冰水，冷暖自知」。他說，這輩子最喜歡聽到的消息是，某某人已經戒菸了。而推行禁菸多年下來，嚴道感覺最困難的就在於改變國人對「菸」的

首批菸害防制工作宣導海報。

想法，尤其是年輕人不能感受菸的危害。不過，嚴道自有一套。

曾有一次，嚴道被邀請到一間夜校演講，才上台，校長一開口介紹是董氏基金會董事長，台下學生就大聲鼓譟，縱使校長在台上用麥克風如何大聲地喊著「不要講話」，台下學生依舊故我。等到嚴道拿到麥克風那刻，「那時，我的淚都掉了下來。我接了校長的麥克風後久久不能出聲；這時間大概有二、三分鐘，這時學生面對台上突然的靜默才突然安靜下來。此時我開口這麼說：『我知道你們不歡迎我，但如果我講得不好，你們再噓我，講得好的話，無論如何，都請給我些掌聲吧。』」就這樣，嚴道讓原本失控的場面安靜下來。當晚，學生聽完嚴道的演說後，足足給他二十分鐘的掌聲，學生甚至還不讓嚴道走，台上台下互動熱烈。嚴道以他曾經因為勸人拒菸換得的經驗，相信要讓台灣無菸、

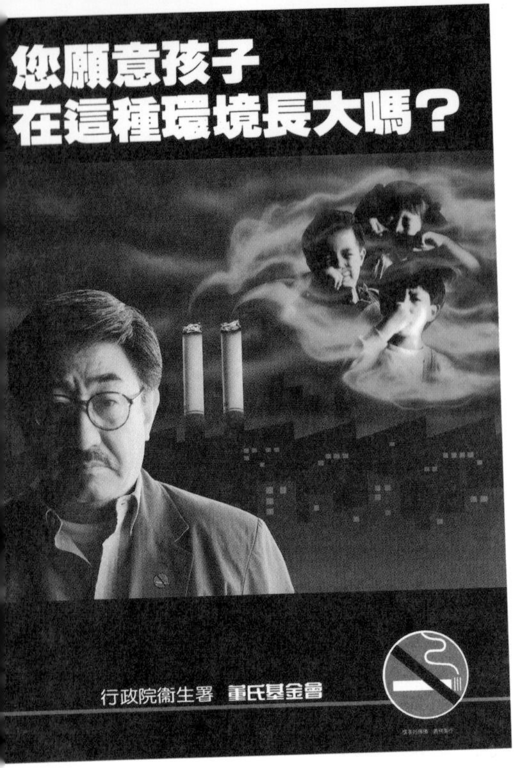
您願意孩子
在這種環境長大嗎？
行政院衛生署 董氏基金會

青少年不再抽菸，「堅持下去」必有成效。

當年他一個老人家不時在公共場所勸誡每一位抽菸者不要抽菸，但卻屢次承受白眼、臭罵與噓聲，即便如此，但他依然堅持以『禮貌、行動、決心』向每一位惡相以對者苦口婆心地解說，一路走來，嚴道說，「這事不難，只要立

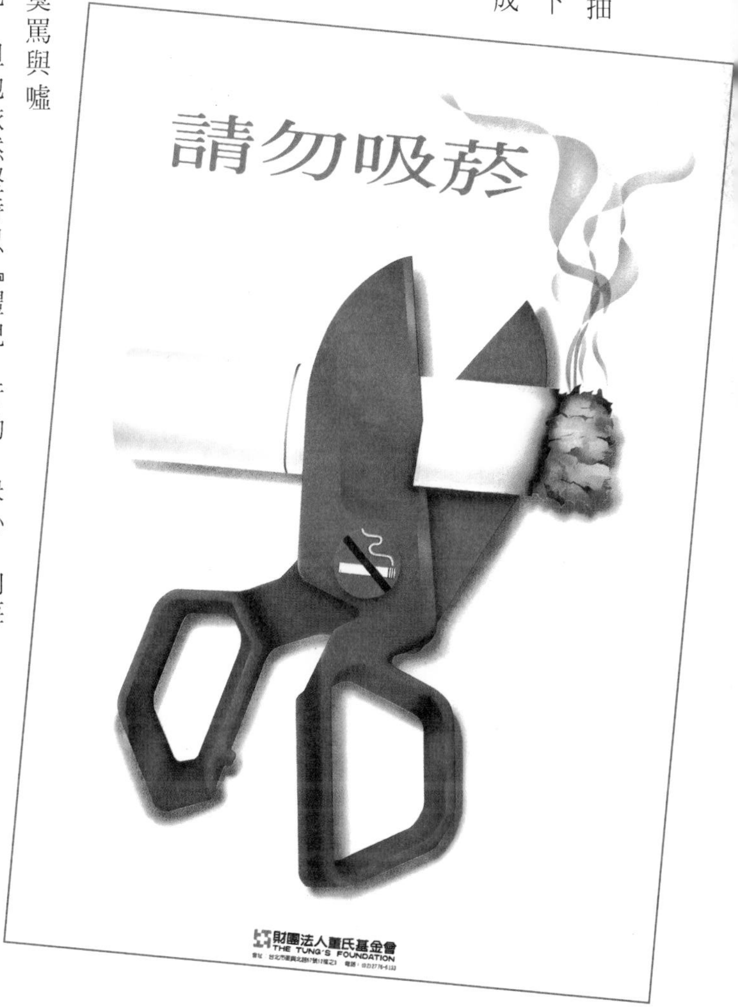
請勿吸菸
財團法人董氏基金會
THE TUNG'S FOUNDATION

1985年第一屆全國拒菸海報比賽第一名作品。

場堅定」。這麼做下來，證明一個事實，就是「目標確定，再多的困難都不是問題」，而他就為一個目標在堅持，這個目標就是讓菸消失，而他個人堅持的訣竅就在他的人生信仰，嚴道說，「消極這兩個字在我的人生字典是不存在的。」因此，儘管多年來和病魔辛苦地搏鬥著，談起未來許多未竟的理想和願望，嚴道盡是興奮與自信；攝護腺癌的折磨在他口中成了小事。「我了解生命的真諦，我尊重自己的生命，對於一切我無怨無悔」。

記得有一年，前衛生署長施純仁致電給他，談到由衛生署致函給二千四百多名國小校長，呼籲響應禁菸運動，沒想到獲得極大的回響。施純仁舉台北縣秀朗國小為例，這個全世界人數最多的小學，又加了一項特色，「請問嚴先生猜得出來嗎？」正當嚴道還在思索如何作答時，只見施純仁用他一貫爽朗的笑聲，說：「秀朗國小全校近三百名老師，其中有菸癮的七名老師，都已戒了菸。」聽到施署長報來佳音，嚴道當天中午高興地請基金會同仁上館子。

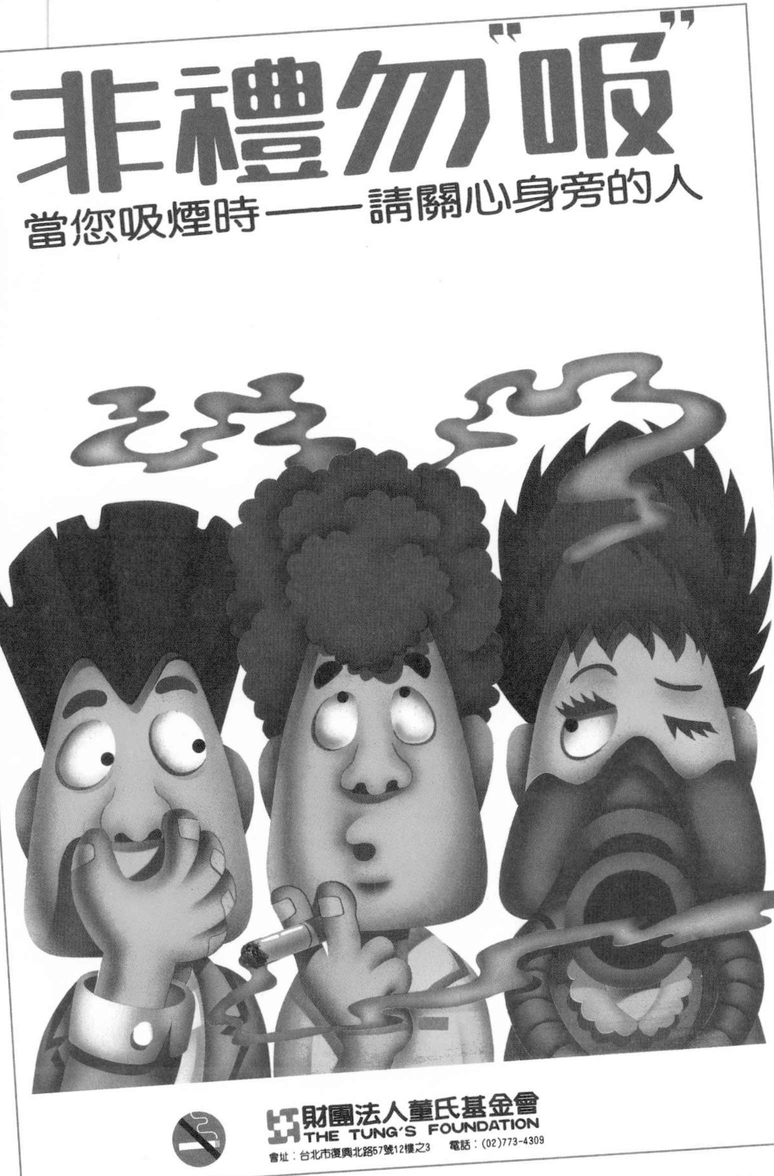

非禮勿"吸"
當您吸煙時——請關心身旁的人
財團法人董氏基金會
THE TUNG'S FOUNDATION
會址：台北市復興北路57號12樓之3　電話：(02)773-4309

來自各方的支持

當然，董氏擁有無數義工，只要嚴道董事長一召喚，他們多半義不容辭，在街頭勸人趕快戒菸。

前立委丁守中記憶猶新地說，每當他講述有關吸菸對健康的傷害以及醫學上的統計，往往台下無動於衷，後來他發現現場有許多年輕情侶，突然臨機一動，套用法國宣導戒菸的名言提醒女性應鼓勵另一半盡早戒掉菸癮：「跟有吸菸習慣的人接吻，就像是在舔一個菸灰缸一樣」。這個比喻一說完，立刻觸動人心，有些女孩子立刻對身旁的男友發出嬌嗔。「這是我覺得勸人戒菸最經典的名句，也顯示從事反菸運動千萬不能過於八股」。

丁守中還說現代人對健康、環境的品質要求愈來愈高，因菸而起的環境、菸害問題愈來愈不受歡迎；現在或許還會看到人們吞雲吐霧的行為，但隨著大家對環境品質的要求，說不定再隔幾代以後，看到有人抽菸，就會跟裹小腳、穿鼻洞等時下被認為落後的行為一樣，被認為是落伍的、不合時宜的。「況且抽菸本身與人體健康是相違背的，把抽菸視為落後行為應是時勢所趨」。

丁守中的兒子對董氏基金會的協助更是不遺餘力，丁守中的兒子目前還是董氏基金會年紀最小、捐助金額最大的捐贈者。

一九九六年，丁守中才八歲的兒子，在游泳池為了救人，卻被游泳池裡的幫浦吸過去，造成腿傷，差點截肢。後來游泳池賠償兩百萬，但他兒子把這兩百萬全數捐給董氏基金會。丁守中說「這兩百萬血淋淋的賠償金，怎麼能花？這是兒子的腿傷換來的，於是決定用在公益上」。他說，他的兩個小孩從小在公共場所看到有人抽菸，就會在嘴上比「×」，不少抽菸者見到有人對他比「×」，多會不好意思地熄掉菸。好幾次在國外就有外國人因而不好意思馬上把菸丟了。他說，兩個兒子從小就對嚴道爺爺的公益作為耳濡目染。

董氏基金會終身義工陳淑麗也說，大概是民國七十四年起開始與董氏基金會結緣，參加時她已戒菸兩年了，「好辛苦才戒掉的」，她說。由於董氏基金會像個大家庭，她來到董氏基金會就像回到自己的家一般，心中有一股歸屬感。螢光幕前傻大姐的個性正是陳淑麗下了舞台後的真性情；曾經搭過一輛計程車，一上車就是菸霧瀰漫，雖然司機老兄當時並沒有抽菸，但她開始跟司機先生解說密閉空間抽菸會造成什麼傷害，但這老兄做得絕，車子正好開在高架橋上，他二話不說竟是要陳淑麗下車，就這樣，陳淑麗因為勸人拒菸卻被丟在快車道上，進退兩難。率直的她，沒被這事打擊到，現在只要在公共場所看人要點菸，或是已經點了菸，陳淑麗還是會用她神勇爭取乾淨空間的精神，好言相勸，請對方還給大家清新的空氣。

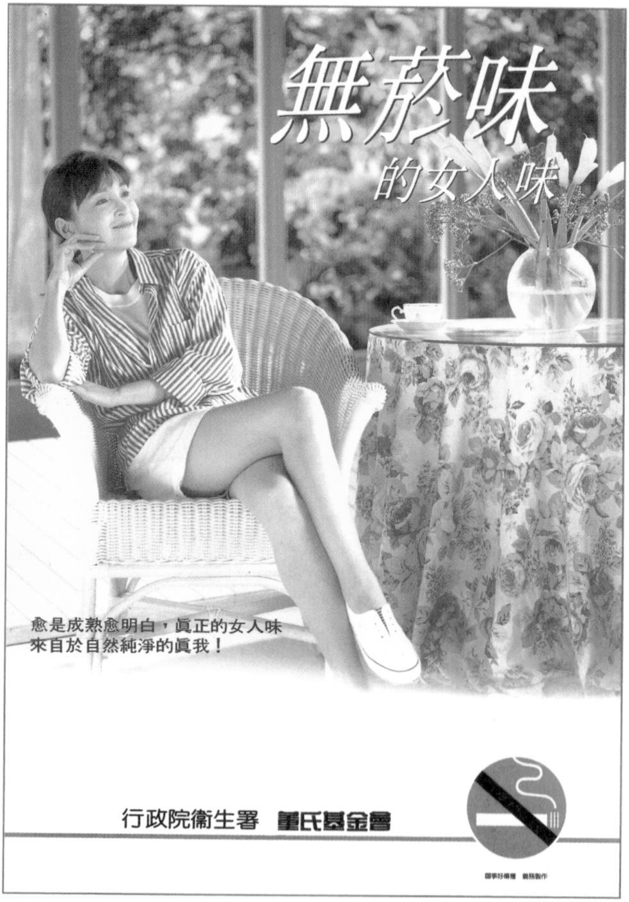
無菸味
的女人味
愈是成熟愈明白，眞正的女人味
來自於自然純淨的眞我！
行政院衛生署　董氏基金會

參與公益活動一向笑咪咪，樂在其中的陳淑麗，投入反菸工作以來，嚐盡被虧、被罵、被損、被瞧不起、在快車道上被趕下計程車，甚至被廣告商列為拒絕往來戶等辛酸，但她說，「之前都沒被打跑過，之後更不會被嚇跑，」責任在哪，她很清楚，這輩子跟菸算是卯上了。她深切地體認，青少年吸菸問題很嚴重，也是菸害防制工作推動的重要族群，她要利用自己過去神勇地爭取乾淨空間的做法，要繼續讓下一代知道，看到「陳阿姨」等於「不要抽菸」。

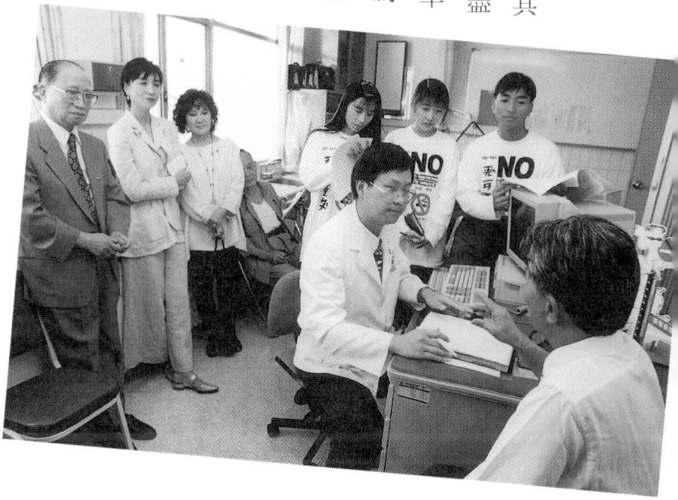

嚴道董事長（左一）和終身義工陳淑麗（左二）帶領演藝界義工赴台北榮總戒菸門診學習助人戒煙技巧。

大好傳播負責人王念慈說，因為孫越找她做拒吸二手菸的海報，才與董氏基金會結下不解之緣。十餘年來，董氏基金會同仁熱情、堅持、遇事不氣餒的衝勁，讓她印象最為深刻。「我想，這是從事公益人的基本特質，尤其是他們辦活動的積極態度，也改變了她原本悲觀的想法，不因為個人力量微弱而不去努力，倘若兩千三百萬人都做一點，加起來就很可觀了。」

Chapter 4
APACT
——跨國反菸的開始

CHAPTER

4 APACT——跨國反菸的開始

八〇年代歐美國家拒菸聲浪高漲，對菸品廣告、促銷的管理嚴格，且大幅提高菸價、以價制量，導致歐美本土的菸品消費量減縮；為追求利潤、開拓新市場，跨國菸草公司便將市場轉向限制較少，菸害防制認知不足的亞洲、中南美洲及東歐國家。為開拓亞洲市場，美國運用三〇一法案脅迫亞洲各國開放洋菸進口，要求降低關稅、並可進行廣告促銷，一九八六年的日本、一九八七年的台灣、一九八八年的韓國，都是此一政策下的受害者。

為結合亞太各國力量，共同對抗國際菸草商的侵害，亞太地區拒菸協會（APACT），在董氏基金會嚴道董事長的發起及協調下，終於在一九八九年六月十二日正式於台北成立，也是台灣菸害防制工作邁向國際化的開端。

◇ ◇ ◇

美國雷根政府為了平衡貿易逆差，替美國香菸打開亞洲市場，兩年內曾三次動用三〇一法案，迫使日本、台灣及韓國屈服。然而，此舉也大大助長這幾個亞洲國家同仇敵愾的心理，攜手展開反菸運動，經過董氏基金會積極奔走，終於串連國際間多位反菸領袖，共同對抗跨國性菸商財團，更把台灣的反菸運動推向了國際舞台。

國內的反菸運動始於董氏基金會成立之後，但起初都只是單打獨鬥，後來有感於反菸乃是全民運動，於是該會聯合其他公益團體，逐漸擴大影響面。接著，董氏再從台灣出發，聯合國際反菸組織，在嚴道的觀念裡，「健康權是不分國籍、種族的，更不分貧與富」，因此他積極推動拒菸運動在台灣扎根，然後擴大到亞太地區，以及全世界。

嚴道表示，一九八七年他參加在日本東京舉行的第六屆「世界拒菸與健康年會」，那年也正是他首次參加國際性的反菸大會。會中，他認識國際間的反菸領袖，鑑於美菸的強力促銷，危害亞洲人的健康，因此體認到團結才有力量，而且所有國家的國民都應在憲法保障下，擁有健康及生存的權利；於是他開始醞釀籌組亞洲國家拒菸聯盟，以對抗跨國菸商組織。對於嚴道的構想，韓國消費者聯盟會長鄭光謨也給予肯定，她說，台灣未必能採用韓國對美抗爭的模式，但在談判桌的應對策略及國際反菸議題上，倒是可以經驗交流。

當時，中韓「合作出擊」的第一項議題即是一九八八年的漢城奧運。鄭光謨說，在漢城奧運會之前，該國曾擔心美國菸會藉著奧運會而大舉入侵，於是請求董氏基金會協助南韓，把「無菸政策」列入本次奧運規章中。沒想到，嚴道二話不說，立即寫了一封親筆信函給漢城奧運主席，讓漢城輿論普遍支持所有公共場所禁菸到底，完成有史以來首度的「無菸奧林匹克」。

成立APACT

由於韓國的先例，讓嚴道心中更強化跨國反菸合作的決心。經過一年多的努力，一九八九年六月十二日，董氏基金會邀集了美國、日本、韓國、香港、菲律賓、馬來西亞、新加坡、泰國、印尼共九個國家及地區三十多位反菸領袖來台，在台北召開第一屆亞太地區國家拒菸與健康研討會，會中除聲討美國向亞洲國家傾銷美菸的行為，也激起亞洲各國反菸組織及美國境內反菸人士的強烈譴責，經過嚴道提議成立亞洲國家拒菸聯盟，果然獲得與會各國代表附議，並決定名稱訂為亞太地區拒菸協會（Asia Pacific Association for the Control of Tabacco，簡稱APACT），其永久總會會址設在中華民國台北市。

APACT的宗旨為結合亞太各國力量，共同對抗國際菸草商的侵害，並希望促進亞太地區國家相互幫助，交換各國的拒菸情報、經驗及專業知識，控制菸害，協助各國成立反菸組織，推動公共場所反菸，以「廿一世紀無菸的亞洲」為共同目標。

不過，在成立APACT的過程中，據了解，當時美國代表認為台灣不是聯合國會員，建議嚴道不要競選主席，甚至部分國家屬意把APACT秘書處設在東京；但日本政府基於利益考量，企業財團對拒菸運動也不太支持，讓嚴道更加堅定認為由台灣主導APACT，乃是當仁不讓。他說：「反菸聖戰需要聯合其他國家共同抵禦菸害入侵，以促進亞洲人民健康，而健康是不應受到政治力左右的權利；更何況，擔任主席並不在享有權力，而是要有犧牲奉獻、慷慨捐助的精神。」由於嚴道慷慨陳詞，獲得各國代表支持，獲推舉為APACT首屆理事會主席。

不過，亞太地區拒菸協會雖然成為第一個由國人當「老闆」的合法國際性組織，但該協會成立之初，還有一段插曲。嚴道表示，由於國內當時缺乏相關法令規範在台成立的國際性民間團體，經過董氏基金會不斷與內政部交涉，才頒訂「國際性民間團體申請設立要點」，並獲內政部登記設立，成為台灣第一個由民間主導成立的國際性非政府組織（ＮＧＯ）。而為了日後順利推動會務，嚴道還自掏腰包，捐出五萬美金做為活動經費。

亞太地區拒菸協會成立後，第一波的行動是聯合日本、韓國、泰國及台灣的反菸領袖，共同簽署「致布希總統信函」，並由嚴道代表送抵美國在台協會，要求美國政府重視亞洲人民的健康，不要以輸出菸草做為平衡貿易逆差的手段。九月，我旅美教授陳紫郎則以ＡＰＡＣＴ秘書長身分，出席美國國會聽證會，就美菸輸入亞洲市場，對婦女及青少年身心的影響提出抗議。陳紫郎也聯合美國公共衛生學會，同聲譴責美國以貿易報復為手段，威脅各國開放美國香

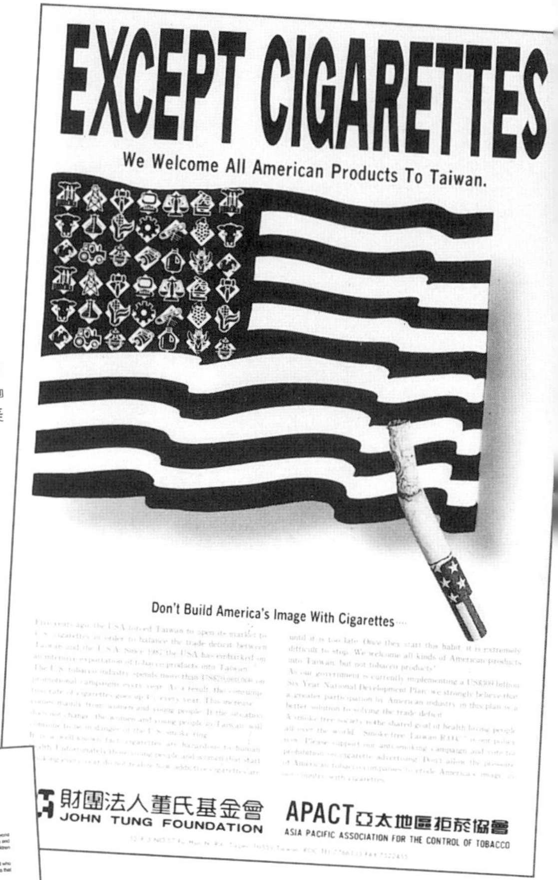
EXCEPT CIGARETTES
We Welcome All American Products To Taiwan.
Don't Build America's Image With Cigarettes....
財團法人董氏基金會
JOHN TUNG FOUNDATION
APACT亞太地區拒菸協會
ASIA PACIFIC ASSOCIATION FOR THE CONTROL OF TOBACCO

以基金會及亞太拒菸協會名義於美國各大報刊登「勿讓我們的友誼『菸』消雲散」、「歡迎美國商品，拒絕美國垃圾」等大幅廣告。

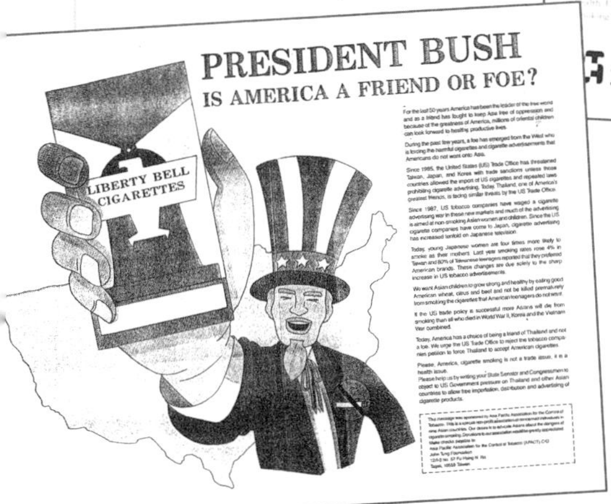
PRESIDENT BUSH
IS AMERICA A FRIEND OR FOE?
LIBERTY BELL CIGARETTES

APACT 以刊登報紙廣告的方式敬告布希總統，抗議美國以 301 貿易法案為手段，壓迫亞洲國家開放洋菸市場。

菸市場。

當時，正值美國選定泰國為目標，同樣以三〇一法案為後盾，希望美菸能進入泰國市場。一九九〇年四月，董氏基金會藉參加在澳洲伯斯舉行的第七屆世界戒菸與健康大會暨APACT理事會之際，聯合其他會員國舉行電視記者會，並在當地報紙刊登廣告敬告布希總統，抗議美國以三〇一貿易法案為手段，壓迫亞洲國家開放洋菸市場。

邀請美國公共衛生署署長庫布博士來台訪問，借重其於美國豐富的領導拒菸經驗，協助國內菸害防制工作。

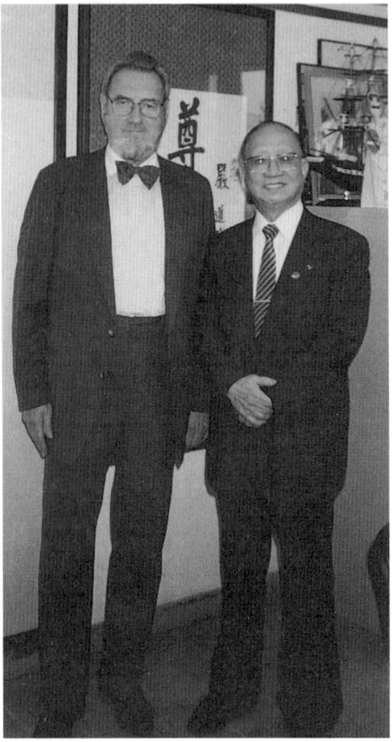

因董氏基金會在世界禁菸與健康大會上為泰國仗義執言，令與會各國反菸人士印象深刻，泰國衛生部長在大會上特地致贈獎牌給嚴道，感謝嚴道為泰國所做的一切。

其實，台灣幫助泰國抵禦菸害入侵，可謂「同仇敵愾」，而且不達目的絕不終止。董氏基金會還結合APACT各會員國，在美國華盛頓郵報刊登巨幅廣告為泰國聲援，「請問布希總統：美國是敵人或是朋友？」美國前衛生部長庫布也加入支持行列，並在美國參眾兩院舉辦的聽證會上，與泰國代表一起出席，控訴美國輸出香菸的不當行為，引起國際矚目。在APACT一泰皇特別頒獎給嚴道董事長，以感謝嚴道董事長成立 APACT ，且幫助泰國對抗美國政府以 301 法案脅迫泰國開放菸品廣告。

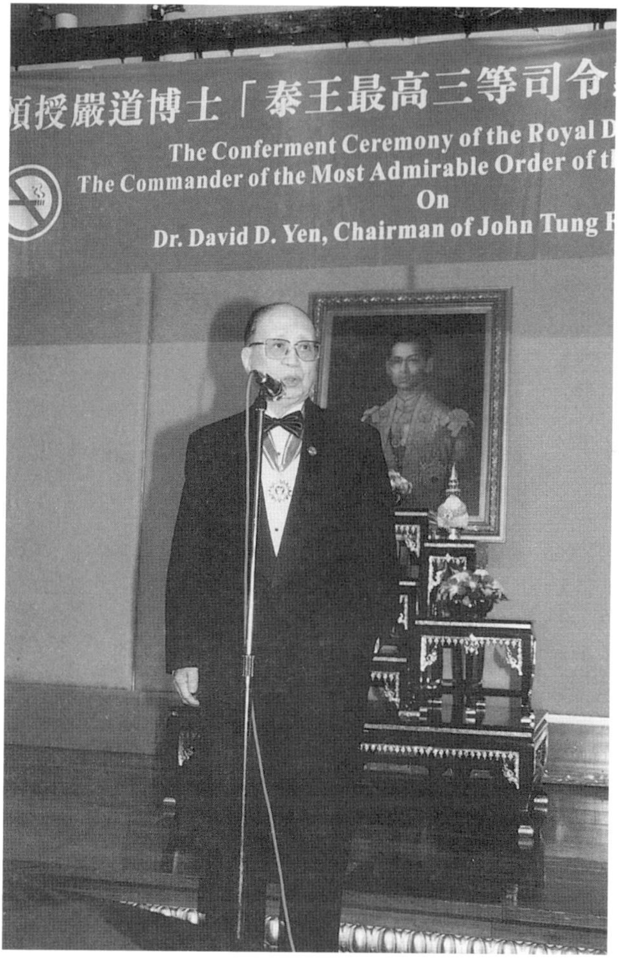
授嚴道博士「泰王最高三等司令
The Conferment Ceremony of the Royal
The Commander of the Most Admirable Order of
On
Dr. David D. Yen, Chairman of John Tung

連串的呼籲與努力下，有關泰國開放進口美國香菸一案，終得以送請國際關稅暨貿易總協（GATT）裁判。後來，泰國果然免於簽訂「不平等條約」，雖然允許洋菸進口，但對於香菸廣告、進口數額及菸稅，一切以泰國法律的自主權為依據。這對飽受菸害侵略的亞洲國家而言，可說是向美菸反擊，空前的一大勝利。

由於嚴道帶領的APACT積極參與國際反菸運動，一九九三年第三屆亞太地區國家戒菸與健康研討會在東京召開，世界衛生組織（WHO）還特地頒贈拒菸獎章，表揚APACT成功地結合亞洲各國政府及非官方的拒菸力量，打擊洋菸入侵亞洲，為亞洲人民健康獲得更大的保障。

也因為嚴道多年來致力協助泰國抵禦菸害叩關，泰皇蒲美蓬對台灣民間友人及時伸出援手，不時感念在心。二〇〇〇年十二月，泰國經貿辦事處代表祝立朋特別代表泰皇來台，為嚴道頒贈「泰皇最高三等司令勳章」，感謝他致力於台灣菸害防制外，也將關懷觸角伸到國際社會。此次贈勳，是泰國國王首次將此一勳章頒給外籍人士，但其更深一層的意義在於，透過國際合作的反菸運動，終可眾志成城。

致力與國際接軌

除了聯合各國反菸領袖，對跨國菸商的菸害輸出進行「圍堵」行動，嚴道也盡量讓台灣反菸的運動與國際接軌。例如，一九九一年韓國召開的第二屆亞太地區戒菸與健康研討會，由當時的衛生署副署長石曜堂領軍的中華民國代表團多達三十人，參與陣容之壯大，僅次於地主國。當時，嚴道以APACT主席身分致詞時，強調反菸是不分種族、政治與國家，大家應攜手為促進人類健康而努力。石曜堂則在分組會議中發表，我國最高行政機關已通過「台灣地區菸害防制五年計畫」，在民間方面則有董氏基金會等公益團體大力宣導禁菸活動，使反菸形成一股全民運動。

在閉幕晚會上，全體來自中華民國的代表們，在石曜堂的帶領下，上台高歌「當我們同在一起」，表達政府與民間攜手反菸的決心，台下一片熱烈的掌聲。看到這一幕，連韓國東道主鄭光謨（Kang Moon Kyu）女士都羨慕地說，「你們這種官方與非官方合力拒菸的用心，又是另一種台灣經驗呢！」隔天的閉幕儀式，大會主席甚至公開宣揚，亞洲各國應努力學習台灣的拒菸運動。

後來，隨著亞太各國在拒菸、反菸漸成風潮，使得APACT從十個會員國的基礎向外拓展，之後，包括澳洲、越南、中國大陸、孟加拉、蒙古、斯里蘭卡、高棉、寮國等也都相繼申請入會或成為準會員國，APACT已成為全球區域性拒菸組織的典範，嚴道居功厥偉。直到嚴道卸下主席的身分，仍被推舉為終身名譽主席，足以顯示他獲國際反菸領袖的推崇備至。

如今，APACT的組織日益壯大，合縱連橫的力量更是無可擋，早已被跨國性國際菸商視為「芒刺在背」。由於美國先前曾用三〇一法案來脅迫亞洲國家開放香菸市場，更讓APACT各國深深體悟應聯合起來向美國菸草公司具體求償。一九九九年第五屆亞太戒菸與健康大會在菲律賓蘇比克灣舉行，董氏基金會執行長葉金川在會中公開呼籲，亞太地區國家應採取共同法律行動。他說，美國菸草公司自從

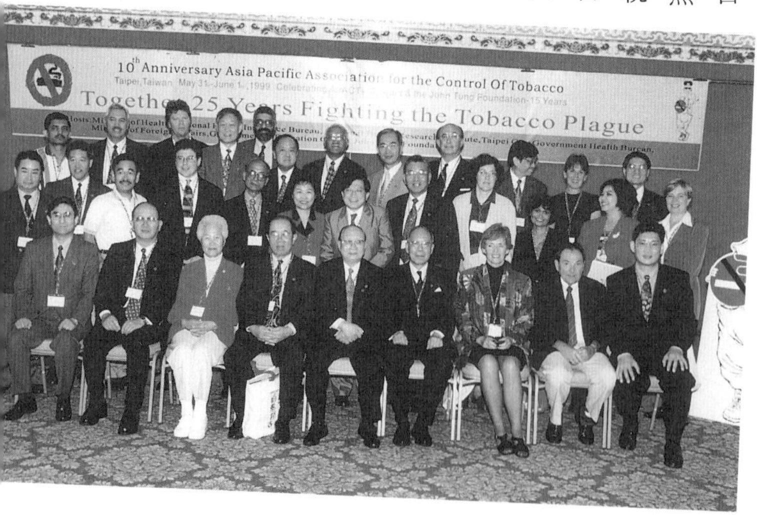

1999 年於台北舉辦 APACT 十週年慶暨菸害防制研討會，來自 25 個國家代表於會後合影。

進入亞太地區及第三世界國家市場後，因貿易的壓力及菸品廣告促銷，增加青少年吸菸人口，傷害這些地區、國家人民的健康，亞太各國有充分的理由要求美國菸草公司賠償對亞太地區人民造成的傷害。此議獲得各國代表的支持及熱烈掌聲。

一九九九年，董氏基金會利用APACT創立十周年之際，在台舉辦亞太地區拒菸協會理事國會議暨菸害防制研討會，來自廿五個國家代表決議，讓亞太地區國家集體向跨國菸草公司求償的行動更為具體化。隔年，台灣民間提出赴美跨海求償的菸害官司，也立刻佔據國內媒體的重要版面，還引起菸商一陣緊張。

遭遇政治阻撓

此外，在第二屆亞太地區戒菸與健康研討會開幕儀式前，擔任APACT主席的嚴道，還特別與韓國籍的世界衛生組織西太平洋區域署長韓湘泰交涉，希望世衛組織能給予台灣反菸最有力的支持；但韓湘泰並不友善，堅稱台灣不是會員國。嚴道仍未放棄努力，在大會的其他場合，仍不斷與韓湘泰溝通；當時，與會的大陸代表「中國禁菸與健康協會」秘書長張義芳反而幫忙緩頰，對台灣董氏基金會為彼岸所做的努力讚揚有加。

再以一九九二年在阿根廷布宜諾斯艾利斯召開第八屆世界戒菸與健康大會為例，嚴道以ＡＰＡＣＴ主席的身分應邀參加，大會於會場布置我國國旗，還引發中國大陸駐阿大使館的高度緊張。嚴道強調，台灣反菸運動的經驗已成為東南亞國家努力的目標，並與世界各國的反菸政策同步接軌；但是，由於政治力的干涉，每次世衛組織召開世界戒菸與健康大會時，都不邀請我們參加重要反菸領袖的幹部會議，就是ＡＰＡＣＴ與之配合舉行的會議，也每每被排擠在外，甚至連會場懸掛國旗一事，也被中共抗議，「這種泛政治化的情況，令人憤慨。」

另一個現實的問題是，嚴道在出資贊助國際反菸運動，也常有力不從心的苦惱，其辛苦不足外人道的。他說，我們既然要結合國際的力量，不論是參加或主辦國際性會議，難免會有國際負擔，我們勢必得贊助一部分國際拒菸領袖的費用，可是外交部卻以基金會把經費幫助國際友人不合法，拒絕提供補助。

以出席阿根廷的年會為例，在路途遙遠、旅費昂貴的情況下，董氏為了讓中研院教授代表台灣發表研究報告，希望得到政府經費支援，卻是一波三折，幸得當時的衛生署長張博雅致函外交部，才獲得經費補助，這也暴露民間團體在參與國際性組織活動，反而未獲主管機關充分支援的窘境。

嚴道有感而發地說，從參與國際拒菸組織到國民外交，我們很努力，也很辛苦，在基金會財力非常拮据的情況下，做了超出我們能力極限的貢獻，希望政府有關部門能重視台灣在ＡＰＡＣＴ推展反菸活動所肩負的重任，以及提升我國國際地位，塑造我健康的國際形象，給予全力的支持、鼓勵。但在近年積極外交政策的影響，我政府也逐漸走出象牙塔，開始運用民間國際組織與世界接軌，我相信ＡＰＡＣＴ將能逐漸獲得來自政府的奧援了吧！

德不孤，必有鄰

嚴道多年努力推行反菸運動，也受到來自國際友人的肯定，印證孔子所說的「德不孤，必有鄰」。他提到，有一年到香港，搭乘一輛計程車準備到灣仔，發現車上貼了禁菸標幟，便與計程車司機攀談起來，這名運將從車上照後鏡發現他西裝上衣掛了一個禁菸襟章，問他是否也從事禁菸工作？嚴道如遇知音，便為其介紹董氏基金會及亞太地區拒菸協會的工作內容，這位運將隨即表達希望加入APACT為個人會員，並給了連絡電話號碼，願意日後擔任菸害宣傳義工。當車行至目的地時，嚴道掏出車資，這名運將卻堅持不收車錢，「兩人在拉扯間，旁觀者還以為我們在打架呢！」嚴道開心地說。這件事讓他在多年後回想，至今仍甚感窩心。

類似的經驗還發生一次，嚴道曾和親人在一家餐廳用餐，隔桌兩位美國人看到他的禁菸襟章與領帶，突然想冒昧地進來插話，卻很有禮貌地詢問嚴道的工作性質及要求互換名片。當對方了解嚴道擔任董氏基金會董事長及APACT主席所做的奉獻時，其中一人立刻掏出錢包，捐了二十美金給他。這個美國人說，由於旅行在外，所帶金錢不多，待他返國後會繼續支持ＡＰＡＣＴ的活動。嚴道說，對於這二十元美金的捐款，他如獲至寶，因為他覺得這世界站在同一反菸陣線的人，將會越來越多。

此外，為了讓台灣能成為亞洲的反菸重鎮，董氏基金會以ＡＰＡＣＴ為軸心，逐漸與各國建立全球性的菸害資訊電腦網路，使基金會能在短時間迅速得到最新、最正確的菸害資料，並將先進國家的菸害資料譯成中文，同時計畫在台北成立一個訓練中心，以提供亞洲各國醫護人員和教育工作者專業訓練。因此，雖然我國不是聯合國的會員國，但基於董氏平日對亞洲地區國家國民健康的奉獻，反而備受尊敬。

董氏基金會執行長葉金川也強調，國際貿易的問題在菸害防制上是一個重要但常常被忽略的議題，而菸品的貿易更需要受到規範，放任的菸品自由貿易將導致第三世界國家更加貧窮，也導致更嚴重的公共衛生問題。如同生化武器、核子彈頭不能自由貿易一樣，菸品的貿易也必須加以管制。因此，他認為，在世界貿易組織（WTO）下，各國應制訂一項國際菸品貿易公約，是迫切需要的。同樣地，開發中國家更應透過區域性的合作，學習與發展和跨國菸商抗衡的策略與技巧，共同致力於菸害防制的推動與研究，這是APACT未來的目標。

身為亞太地區拒菸協會終身榮譽主席，嚴道說，「我們必須努力，向菸害並肩作戰，我的夢想是於二十一世紀，大家攜手建立無菸的亞洲，而APACT是讓夢想起飛的羽翼。」

Chapter 5

通過菸害防制法

一九八八年，董氏基金會開始促請政府推動菸害防制法，一九九一年行政院衛生署完成菸害防制法草案，並送立法院審查。此後，董氏基金會即不斷致力於推動菸害防制法的通過；在一九九六年，獲得國際反菸運動的助力下，董氏基金會聯合全國五十一個民間團體與衛生部門配合，全力透過國會遊說、擬定民間版本菸害防制法草案、拜會立法部門、舉行公聽會、媒體造勢、與菸商談判等方式，反菸團體與菸草公司長達近十年鍥而不捨的對抗、遊說，並予政府及民意代表壓力，這一連串的過程就像是「小蝦米鬥大鯨魚」，所幸小蝦米並未葬身魚腹，終於在一九九七年三月四日，立法院會通過台灣拒菸運動史上最具里程意義的菸害防制法，為台灣的拒菸運動法制化寫下新頁。

◇ ◇ ◇

試想，在夏日炎炎之下，原想泡在有空調的咖啡廳，啜飲一杯冰拿鐵，但冷氣孔卻不斷飄出嗆人的菸味，這分優閒恐怕隨著菸味飛走了；坐在長途巴士，雖然屁股坐著總統級的座椅，但隔鄰的大菸槍卻一再吞雲吐霧，就算你想小睡片刻，恐怕也是奢想。

政策制定牛步化

在歐美先進國家的公共場所，早已實施禁菸，癮君子即使有菸癮，也需要忍一忍，這是對不吸菸者的一種尊重。反觀國內，衛生署自一九八六年才開始將禁菸、戒菸列入施政重點。且在反菸團體的力促之下，衛生署才正式規定，香菸菸盒必須將香菸有害健康的警告標語刊載於香菸外盒，直到一九八八年六月，才由環保署頒布「公共場所禁菸辦法」，明令圖書館、航空器、渡船、電梯、公民營客運汽車、計程車、醫療院所不得吸菸，但成效一直不彰，一則是因行政命令缺乏有效的罰則，其二則是國民公共道德低落，不願遵守禁菸措施，而根據聯合報的一項調查發現，只有三分之一的人知道有這個規定。因此，即使車站貼了禁菸標幟，依然可見有人叼根菸；在辦公室內，也因為未畫分吸菸區與禁菸區，造成菸氣熏人。

由於當時缺乏法律依據，造成公共場所拒菸難以落實，何況平白無故向吸菸者勸導捻熄香菸，也易起衝突，董氏基金會深感唯有加快禁菸立法的腳步，才能根本解決。而開放洋菸進口後，菸商利用各種促銷廣告，引誘國人吸菸，青少年吸菸人口更是大幅增加。尤令反菸人士痛心者，「少年福利法」早已明文規定，少年不得吸菸，菸商不得供售香菸給青少年；但董氏曾找來台北縣十所學校百餘名國中及高中學生，讓他們穿著制服分別至各地超商、售票亭及檳榔攤買菸，結果是所有未滿十八歲的同學都順利買得到菸。

鑑於美國自一九六八年即大力宣傳菸害，各州紛紛立法禁菸，每年戒菸人口在一百萬人以上，全美吸菸率以每年二%遞減，禁菸成效卓著，基金會執行長葉金川指出，該會在成立後，即多次邀請民意代表、法學專家及教授，討論如何制訂菸害防制法，以落實禁菸的各項規範。但國內反菸團體在催促禁菸立法之初，卻也不時面臨內、外交逼的局面，在外，有美國政府及洋菸商的壓力；在內，則有政府藉販售菸酒取得大筆公賣利益的稅收，在維護國民健康和賺取國庫收入之間搖擺，政府扮演著矛盾且尷尬的角色。

不過，若談到菸害立法管制的過程，其中的曲折與艱辛，也常令董氏基金會上下覺得是一場「苦戰」。

起草菸害防制法

自一九八七年後，政府開放洋菸進口，同時也被迫開放菸品廣告和促銷，面對前所未有的菸品廣告和促銷，董氏基金會、消基會、新環境基金會以及主婦聯盟、環境保護基金會等二十一個民間團體在隔年組成的「中華民國拒菸聯盟」，一方面對抗洋菸入侵後國內菸品廣告促銷的氾濫，另一方面則以先進國家的經驗為鑑，由聯盟提出「菸害防制法」草案，要求政府立法，禁止任何與菸品有關的廣告促銷行為，以確保國人免於菸害。

起先是各部會彼此互踢皮球，不論是衛生署、環保署、教育部、新聞局都不願擔任起草該法案的主管機關，董氏基金會董事長嚴道眼看不是辦法，還特別寫信給衛生署長及環保署長；當時擔任立法委員的趙少康與黃書瑋等人，則提出「公共場所禁菸法」草案，直到各界拒菸聲浪日起，才改由衛生署全權主導，草擬「菸害防制五年計畫」草案，奠定了未來菸害防制法的雛型。

當時擔任行政院政務委員、現為總統府資政的吳伯雄表示，一九九一年二月，行政院院會通過「菸害防制五年計畫」，他立即致電嚴道先生，告訴他這個「令人振奮的消息」。吳伯雄還轉述院長郝伯村的話，並強調郝院長指示國防部研究是否取消軍中配菸制度，連機場香菸廣告過多的問題，郝院長也要求交通部研究減少或乾脆取消。

受到郝院長的肯定，反菸團體如同吃了一顆「定心丸」。接著，由嚴道、立委丁守中、消基會前董事長邱清華、新環境基金會董事長李伸一等人所組成的「公共場所禁菸推動小組」，也陸續拜訪各

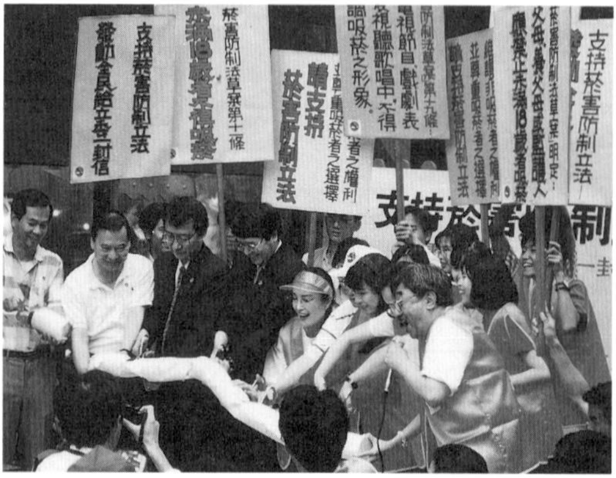

1993 年於西門町廣場舉辦「支持菸害防制法一全民給立委的一封信」活動，衛生署副署長、立委、藝人及本會董事長、終身義工舉行剪菸儀式，堅決向菸說不。

部會，請各機關首長，自機關內部開始全面禁菸或劃分吸菸區、非吸菸區。一九九一年底，衛生署起草的「菸害防制法」草案終於出爐，董氏基金會於是打鐵趁熱，在隔年的世界禁菸日（五月三十一日）當天，假西門町舉行「支持菸害防制法——全民給立委的一封信」街頭造勢活動，並呼籲商家配合張貼「本店不售菸品予未滿十八歲之青少年」貼紙，為菸害防制法立法進行暖身。

不過，這個涵蓋菸品管理、禁止廣告促銷、公共場所禁菸、青少年拒菸措施及教育宣導的法令，在草擬之初，隨即引起菸商的極力反彈，以及美國政府的嚴重關切，認為該法違反「中美菸酒協議」，華府關切的重點，是菸害防制法擬禁止自動販賣機販售香菸，認此舉違反自由市場機能。

由於菸商盡其所能地阻撓菸害防制法令的制定與菸稅的開徵，使得政府在菸害防制法草案草擬過程中，光是菸品廣告與標示的限制，就與美方進行多次協商談判，當時的衛生署副署長石曜堂也一再向美方談判代表說明，包括新加坡、德國均有限制未成年買菸的規定，且台灣現行的「少年福利法」已明文規定禁售菸、酒、檳榔給未滿十八歲的青少年；為求執法的周延，禁止自動販賣機販售香菸自屬應當。而衛生署前署長張博雅則強調，等菸害防制法一通過，不論洋菸、國產菸都一體適用，「洋菸無權開特例」。

一九九一年，衛生署將禁止菸品廣告及促銷的菸害防制法草案送至行政院，一九九二年，菸害防制法草案才獲立法院內政、司法委員會聯席審查會一讀通過，但因菸商在明處或暗處進行各項牽制與干預，使得法案在立法院「沈睡」了三年。直至一九九四年，在當時的立法委員葛雨琴、劉光華等人的協助下，行政院菸害防制法草案通過一讀，此後由菸商組成的中華民國菸業協會及公關公司動作不斷，從此反菸團體與菸商間展開一連串台面上、台面下的長期攻防；面對菸商雄厚的資本與全力動員，反菸團體對抗得很辛苦。

擦槍走火的菸品管理法

反菸團體面對國際菸商不斷仗著貿易逆差對我方施壓，以及國際菸商擅長的遊說及各種名目贊助方法，要讓菸害防制法完成三讀，實在是「困難重重」。

在菸商財大、勢大、影響力大的現實中，一九九四年即通過一讀的菸害防制法草案，因為菸商的私下遊說與動員，讓法案立法陷入膠著許久。因此法案一讀後，兩、三年內卻毫無進展，甚至未能排上議程。

但隨著美國前總統柯林頓於一九九六年簽署「禁菸法案」，把香菸列入致人成癮的毒品行列，及美國境內歷經多年的菸害訴訟，菸商終於被迫和各州檢察總長達成和解，並同意支付三千多億的和解金賠償所有吸菸受害者的新聞，被世界各國媒體大幅報導的影響之下，反菸團體馬上把握這股世界潮流，由正在美國接受癌症治療的董氏基金會董事長嚴道隔空指揮、已故的台大教授李鎮源聲援、林信和律師細心規劃，加上終身義工孫越、陳淑麗及吳伯雄的全力奔走，董氏基金會結合五十一個民間團體不斷陳情，力促將菸害防制法排入二、三讀。董氏基金會決定把立法院視為反菸戰場的決戰點，於是趁立法院新會期開議之初，董氏基金會再度聯合四十多個公益團體進行連署，向立法院朝野三黨各黨鞭及黨團幹部陳情，促其承諾將菸害防制法草案盡早三讀通過。

林清麗表示，雖然當時三黨黨鞭（國民黨黨團書記長施台生、新黨黨團召集人朱高正及民進黨黨團幹事長沈富雄）都在陳情書上簽字，但據該會私下了解，三人中僅有民進黨立委沈富雄傾全力支持，其餘則是態度模稜兩可；但董氏基金會還是不鬆懈，終身義工孫越、陳淑麗等人，還逐一將陳情書送達各立委辦公室，請求支持。但由於國內擁有龐大香菸市場，不少立委為了避免立場過於鮮明而帶給自己困擾，在遇到遊說時乾脆閉不見面。

例如某個以「環保小太陽」形象自居的立委，雖然一再公開表明支持禁菸，暗地裡卻不支持由公益團體所催生的菸害防制法版本；其實，這種情形並不是個案。陳淑麗說，當時甚至有立委對董氏基金會嗤之以鼻，口氣之強硬，還讓孫叔叔氣得說不出話來，「足足有五分鐘之久」。一個訴求保障民眾健康的法案竟遭民意代表反對，這是民間團體所始料未及。

不過，董氏基金會工作人員依然愈挫愈勇，經過多番努力終於突破防線，把菸害防制法草案擠上院會議程。當菸協警覺到董氏已攻上灘頭堡，兩個團體更加面臨肉搏戰，由於雙方積極的遊說，讓不少立委在維護形象或金錢利益的取捨，到底是要面子還是要裡子，而陷入天人交戰。

據跑立法院的記者透露，正當立院審議菸害防制法草案如火如荼之際，菸商反對立法的動作也日趨積極，不斷展開國會遊說，企圖遊說立委採用菸商版的法案，把主管機關改為財政部，推翻初審時不准用菸品品牌名稱贊助活動的決議，甚至還以秋節贈禮名義，私下向朝野立委贈送一大盒未上市的進口香菸禮盒。

另外，一封由中華民國菸業協會秘書長芮正皋署名的信函，也悄悄送抵立法院各委員辦公室，信中除了批評草案為目前世界最嚴苛的法案外，而且對該法案限制廣告及促銷，「勢將形成保護主義，並將影響十萬個零售店、五十萬人的生計、五百萬吸菸者的不便，甚至影響體育、藝文界爭取贊助來源」。信末還不忘請立委「仗義執言，主持公道」。

由於菸商攻勢凌厲，在立院進行法案廣泛討論時，部分立委因此順勢抨擊董氏反菸反過了頭，認為「反菸」不等於「禁菸」，董氏的做法涉嫌「妨害自由」。部分立委則也以法律、經濟、道德觀點出發，認為「菸害」兩字含有強烈的道德感在內。國民黨立委王天競及民進黨立委許添財則批評這部草案是「嚴刑峻法」，如果草案通過，很多藝文或體育活動都無法舉辦。

一名立委助理表示，這場摻雜人情、道德、商業利益糾葛的立法角力戰，相對來看，菸業協會在財力、人際關係等有形的資源，其實遠勝於反菸團體，尤其當立法院審議菸害防制法時，菸商密集邀集部分朝野立委，在立院隔鄰的大飯店密商，研議如何突破法案中有關香菸促銷及廣告的封鎖，儼然是「作戰指揮所」。甚至連原本連署董氏基金會版本的立委，也成了菸商鎖定遊說的對象。反菸團體當時遇到了菸商前所未有、強大的國會遊說動作，讓部分立委成為「菸商版」法案的代言人，把菸害防制法主管機關改為財政部，推翻初審時不准用菸品品牌名稱贊助廣告的決議等。不少原本支持衛生署版草案的立委甚至被菸商說服，並可能棄守不得以菸品品牌廣告的底線，情形十分危急。

林清麗指出，正當兩派立委在院會激辯，當時的立法委員朱高正及黃國鐘連番開砲，指董氏基金會「法西斯」、指菸害防制法草案是全世界最嚴苛的法案。接下來質詢的立委王天競、李友吉又表示反對對菸商廣告促銷予以約束，一連串的反對發言，讓在旁聽席上的反菸團體錯愕，同時也讓其他原本支持拒菸、反菸的立委轉趨保守。就在一陣混亂中，菸害防制法草案竟擦槍走火，在二讀時被更名為「菸品管理法」，菸害原始立法精神全被推翻，所幸劉光華委員及時制止會議進行，並結合黃明和等其他立委提出覆議，加上當時擔任執政的國民黨秘書長吳伯雄、已故教授李鎮源帶頭搶救，由三黨六十四位立委連署，草案名稱才可以恢復。

小蝦米鬥大鯨魚

但是，法案恢復原來名稱後，雙方對香菸廣告及贈品依然堅持己見。期間菸商並放出假消息，指民間團體拒絕與菸商面對面協商，為解決問題，民間團體改以「主動邀約」方式，促使菸商不得不弄假成真，開始和民間拒菸團體打開協商大門；再加上當時國民黨秘書長吳伯雄安排前總統李登輝接見拒菸團體，公開表態支持拒菸工作後，菸害防制法立法作業的重重阻撓才予排除。據代表公益團體與菸商唇槍舌劍的前新環境基金會董事長林信和律師事後轉述，基金會原要求全面禁止隨菸附送贈品或獎品，後來考量菸品可贈送打火機、火柴等小物品以便利消費者，才同意開放隨菸附送贈品不得超過菸品價值四分之一；此外，基於雙方妥協的結果，菸害防制法也訂定半年緩衝期才予實施。

在一九九七年三月四日菸害防制法通過前，董氏基金會董事長嚴道、終身義工孫越、陳淑麗等人日夜不分地拜會每一位立法委員、徹夜守候，只怕稍不留神，立法院議事殿堂對法案審查即有差池。終身義工陳淑麗回憶，那段時間我們天天到立法院報到，比立法委員還認真，要不是立法院不准我們在裡頭過夜，不然我們還真的會在立法院打地舖。

三月四日，當時已七十五歲的董氏基金會董事長嚴道和大夥，一大早就在立法院守候，中午十二點，議事槌敲下完成三讀那一刻，奮戰多年的反菸人士哭成一團，有激動、有辛酸，雖然通過的法案和反菸團體有所落差，但「有總比沒有好」，畢竟這在台灣反菸史上已是最具歷史意義的一步。

當時在立法院中時常一人舌戰群雄的前立法委員丁守中，回憶在立法院與同僚立場對立、力爭法案通過的過程，他說，當年好幾個關鍵場合，很多號稱反菸的委員在關鍵時刻竟都因為菸商的動員，不是銷聲匿跡就是不出席會議，「好幾次都是我一個人關起來舌戰」。而當時很多條文是在立委立場不同的情況下協調出來，甚至有不少條文是「菸商點頭」才通過的。

有位國會記者還戲稱「菸害防制法」立法，有點像「小蝦米鬥大鯨魚」，是典型的公益團體與利益團體的遊說角力過程，董氏基金會和幾個帶頭衝的新科立委就像小蝦米，菸商和大多數無動於衷的立委則像大鯨魚，其間充斥著金錢、利益、招待、餽贈等不一而足的傳聞，但最後證明，小蝦米終未葬身魚腹，只要鍥而不捨，同樣可以完成任務，我們「無菸害環境」才能擁有了法制化的起步。

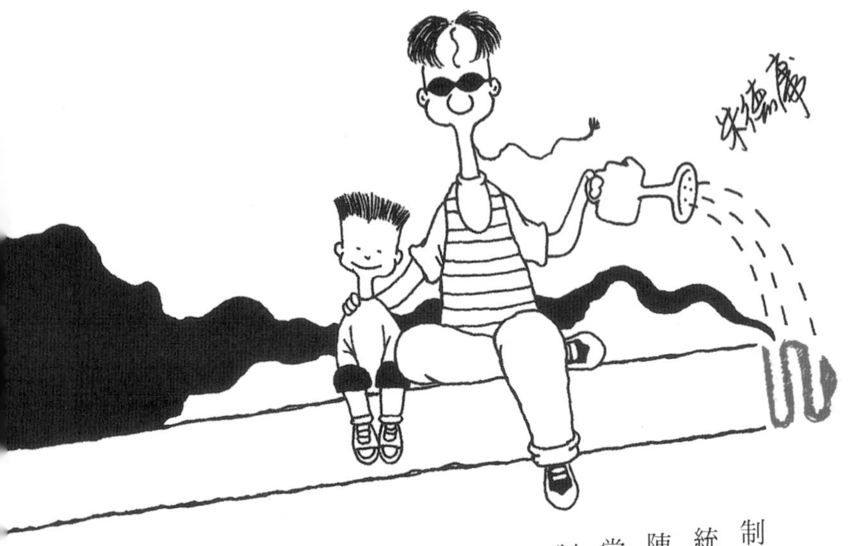

值得一提的是，據基金會人員透露，當推動菸害防制法在立法院陷於停頓之際，嚴道董事長曾求見李前總統，並由基金會三位終身義工吳伯雄秘書長、孫越、陳淑麗及菸害防制組主任林清麗等人陪同。李前總統當場叮嚀吳秘書長全力協助溝通、協調，好讓菸害防制法早日完成立法，才使整個法案推動轉趨積極。「李前總統應該也是菸害防制法的幕後推手之一」，嚴道至今仍感念李前總統對法案的支持。

修法路迢迢

不過，正當反菸團體慶幸菸害防制法通過立法，等到一九九七年九月十九日開始上路時，由於主管機關事先沒有積極宣導，地方機關也對匆促實施抱怨連連，甚至自行宣布延後數週至兩個月才要執法，亂象叢生。董氏基金會發現，在該

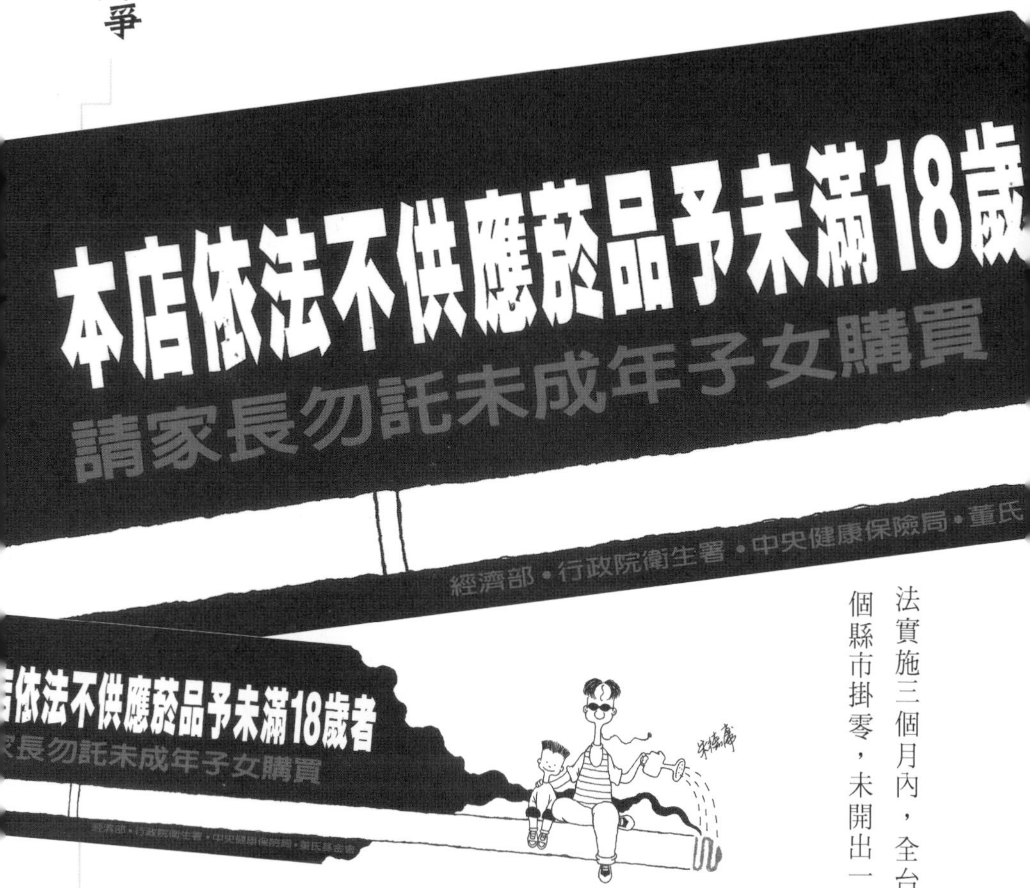
本店依法不供應菸品予未滿18歲
請家長勿託未成年子女購買
經濟部・行政院衛生署・中央健康保險局・董氏
依法不供應菸品予未滿18歲者
家長勿託未成年子女購買
經濟部・行政院衛生署・中央健康保險局・董氏基金會

法實施三個月內，全台二十五縣市仍有十九個縣市掛零，未開出一張罰單。

即使在菸害防制法施行一年後，衛生署與董氏基金會合組專案小組，派人前往基層察看結果，也令人搖頭。前立委黃明和機要秘書黃燕姝說，走訪一趟澎湖，發現許多公務人員、甚至主管業務的衛生局人員，都不了解菸害防制法的內容，更遑論去執行，「這實在不可思議，但卻是事實」。她說，菸害防制法從立法、公布到實施，是多少人努力所換來，大家所期望的是維護國民健康，不是因立法委員、公益團體的壓力而去執行。

當時的董氏基金會幹事也說，她曾看到某家超商正進行購買整條香菸可享三％折扣的菸品促銷行動，但執法人員卻害怕執法，反而要為違法事件解套。就連湧進大批青年學子的補習班，也是菸霧瀰漫，衛生單位曾勸導兩次，但業者不以為意。

此外，商場高掛違規的香菸廣告，也

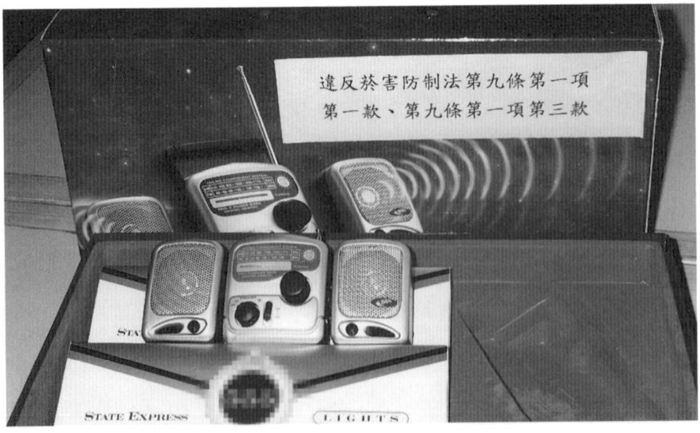

1998 年民間團體至衛生署以實物檢舉十八件洋菸贈品違規案件，促請衛生署確實執法。

是屢見不鮮。例如台北市議會警政衛生委員會曾與董氏基金會突檢台北遠企購物中心紅酒博覽會，當場發現攤位上懸掛「555」牌菸品巨幅廣告看板。台北市衛生局官員表示，自從菸害防制法立法以後，三五牌菸商違規廣告已屬累犯，該局曾開出最高罰金三十萬元；但對於這樣的違規廣告，菸商卻說要訴願再訴願，以規避處罰。

對於菸害防制法立法後卻仍出現執法上的落差，董氏基金會執行長葉金川頗為感慨，他分析了多項原因：

第一、立法太慢，菸品廣告及促銷行為已造成不可挽回的影響，而目前進口菸品在市場中已達三、四成的市場佔有率，使得推動拒菸面臨不少阻力。

第二、根據菸害防制法規定，促銷菸品或菸品廣告，不得以其他物品作為銷售菸品之贈品或獎品，但雜誌及隨菸附送菸品價格四分之一以下的贈品不在此限，加上可用公司舉辦活動、廣告促銷，等於給菸商游走法律邊緣的機會。

第三、未明文限制菸品衍生性商品的廣告，例如 MILD SEVEN 假借 MILD SEVEN TIMES 之名，密集在媒體播出廣告，主管機關明知違法卻無法取締。

第四、大部分的公共場所或工作場所幾乎都是中央空調密閉空間，但菸害防制法中卻無明確規範，而餐廳地板面積在兩百平方公尺以下者並不規範禁菸，反而形同具文。其他如教育宣導經費不足、執法人員人力不夠、執法體系未建立、以及菸價過低，無法徹底遏止香菸擴散，在在使得菸害防制法無法達到劍及履及的效果。

為求貫徹執行菸害管制，衛生署於一九九九年召開專家會議為菸害防制法做為準備，二〇〇〇年衛生署將修法草案送至立法院，草案條文包括吸菸室與禁菸區要完全區隔、高中職以下校園一律禁菸，至於菸品品牌的衍生性商品廣告，以及買菸附送贈品等，也全部都在禁止之列，期能有效執行菸害管制，好不容易已完成二讀，就差三讀而已，卻面臨立法院全面改選委員及屆期不連續的原則，雖盡力闖關但終究前功盡棄。二〇〇二年，董氏基金會再次提案民間版本的「菸害防制法」部分條文修正草案，菸商已重施阻撓菸害防制法的伎倆，再度針對立委做全面性的運作，直到現在，反菸團體與菸商間仍在互相攻防，另一場立法院的「小蝦米鬥大鯨魚」正在展開。

Chapter 6

菸品開徵健康福利捐

一九九八年三月起，董氏基金會等民間團體推動於菸酒稅法草案中開徵菸品「健康福利捐」，期於洋菸與國產菸每包開徵十元「健康福利捐」，分別專款專用於菸害防制、衛生保健、社會福利等工作。經過一連串與財政部官員的協調、說明，及大多數立法委員的支持，終於在二〇〇〇年三月二十八日，立法院三讀通過的「菸酒稅法」中，明文規定加徵五元菸品「健康福利捐」。台灣的反菸成績，從此又邁入另一個重要里程。

◇◇◇

一九九八年三月十九日，在董氏基金會等民間團體推出於菸品中加徵健康福利捐的主張時，民間團體面臨的挑戰，不亞於當年洋菸入侵掀起的貿易威脅；當時構想才提出，美方仍未有任何回應，我國的財政部即以「恐違反中美菸酒協議」、「將造成美方不諒解、影響我國加入世界貿易組織（WTO）」等理由，斷然拒絕支持民間團體這項提案。

董氏基金會等民間團體反菸多年，歷經中美菸酒談判、洋菸商的各種攻勢後，再度面對「貿易制裁」這理由，已有相當經驗。同年四月二十三日，董氏基金會、台灣醫界聯盟、新環境基金會、厚生基金會、消基會及國家衛生研究院等團體即組團到美國在台協會（AIT）拜會美國官員，表達公益團體推動菸品健康捐的立場，當時美國在台協會指派組長韓琪（Henke）及經濟組長華茂凱（Marc Mall）與國內民間團體代表會面。當時美國在台協會代表即表示，美國對他國健康議題不會干涉，並承諾五月三十一日世界禁菸日前，將會把雙方當時會談結果做成書面說明，向我國政府說明立場。

董氏基金會執行長葉金川轉述，當時美方代表很清楚強調「絕對尊重我國健康政策」，對民間團體所提的菸品健康捐將針對國產及洋菸一併徵收，

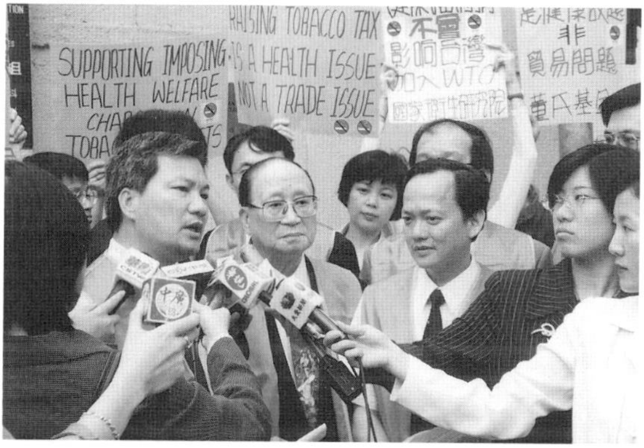
SUPPORTING IMPOSING
HEALTH WELFARE
RAISING TOBACCO TAX
IS A HEALTH ISSUE
NOT A TRADE ISSUE
不會影響台灣加入WTO
貿易問題
多個民間團體組團赴美國在台協會（AIT），尋求美方支持我國增加菸稅的主張。左起為當時新環境基金會董事長林信和、董氏基金會董事長嚴道及執行長葉金川。

並非只開徵進口菸品，且健康福利捐不屬於公賣利益，符合透明化、非歧視性等立法原則。華茂凱並說明美國絕不干擾他國法律或是貿易協定，他說，菸品健康捐屬於健康議題，不至於違反中美菸酒協議，也不會影響台灣加入ＷＴＯ。他還說，如果台灣政府仍有疑慮，美國在台協會願意把當天與民間團體會談結果做成書面，澄清美國政府不反對菸品開徵健康捐的立場。

五月二十日，立法院召開財政、司法委員會聯席會議中，數位立法委員一起反對菸品開徵健康福利捐，李友吉委員更大罵民間團體「沽名釣譽」。六月五日，葉金川等民間團體負責人赴財政部拜會當時顏慶章次長及賦稅署王得山署長，歷時一個多小時的溝通後，僅得到財政部「需再當面確認美國政府之立場，審慎評估此案的可行性」、「支持健康福利捐，但再研究是否需將之列入菸酒稅法草案」及「專款專用恐怕有問題」等說法。民間團體感到十分失望及沮喪，在面對政府部門的真實情況及阻礙，民間團體只好再轉向尋求美國在台協會協助。果然，在五月三十一日世界禁菸日前夕，ＡＩＴ正式回函，公開表示美國政府支持各國以健康理由的非歧視性加稅。

民間團體拿著ＡＩＴ的回函再訪財政部，這時仍無法獲得財政部支持，財政部不願在菸酒稅法中開徵附加菸稅，反要求可以在衛生署的健保法，甚至菸害防制法中增列相關條款。

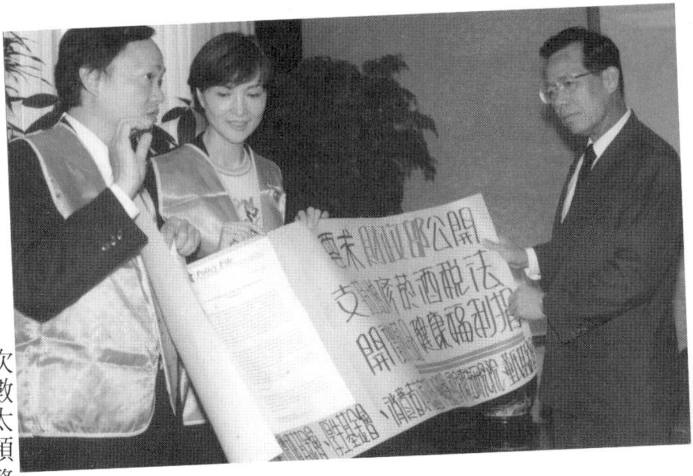

但健保法、菸害防制法並非稅法，只能針對法律屬性專款專用，加上所增加之菸稅只有在菸酒稅法可以達到以價制量的作用，於是，以董氏基金會為首的民間團體全力動員，於是在一九九九年透過立法委員的提案、尋求三黨黨團協助後，全力運作於菸酒稅法中開徵菸品健康福利捐。當時推掉許多錄影及演講機會的終身義工陳淑麗即回憶，因為拜訪各立法委員的次數太頻繁，各委員助理看到她都以「陳姐您又來了」來取代打招呼，而各樓層的行政小姐、先生也都跟「陳姐」很熟，加上整天在立法院廝混，從早餐到晚餐都在立法院附近解決，和立法院周圍的店家也建立起革命情

感，直至今日，經過附近都會去店家光顧或打招呼。

健康社會的第一步

在爭取開徵健康福利捐過程中，雖然有重重困難，但也有來自各方的支持，如一九九八年五月，中研院李遠哲院長回覆本會葉金川執行長，有關民間團體推動「菸品開徵健康福利捐」函中，即表示菸品直接與間接的廣告長久以來一直以青少年為對象，反菸廣告、菸害教育是降低青少年吸菸率的有效手段，「菸品健康福利捐」的部分經費可用於青少年吸菸行為的預防，對於全國人民長遠的利益而言，「菸品開徵健康福利捐」是台灣邁向健康社會的重要一步，遠超過國際經貿活動的可能不利影響。

而當時的行政院長蕭萬長也對「菸品開徵健康福利捐」表達支持之意，一九九八年五月，董氏基金會董事長嚴道、執行長葉金川在祝賀董氏基金會終身義工及總統府資政吳伯雄六十大壽的場合，巧遇當時的行政院長蕭萬長，嚴道即向閣揆陳情「菸品開徵健康福利捐」一事，獲得蕭院長善意的回應，並提到個人對吸菸的看法。蕭院長表示，他父親從八歲開始吸菸，直至八十歲死於肺癌，他親眼目睹父親臨終前的痛苦，恨不得為其分擔病痛，內心十分痛苦、遺憾；也因此，他對於菸害的體認比一般人深刻。為此他一生從未拿過香菸，也未吸過一口菸。蕭院長表示美國國內反菸運動全面興起，另一方面卻對外傾銷香菸，美方對菸害防制不應有「雙重標準」，並請董氏提供相關資料，以利行政院轉至相關部門處理。

一九九九年六月十四日立法院一讀通過「菸酒稅法草案」，但因財政部對開徵金額及分配比例有意見，將以朝野協商方式解決；當年十二月十七日，立法院召開朝野黨團協商，卻遺憾未能通過十元健康捐，僅通過開徵五

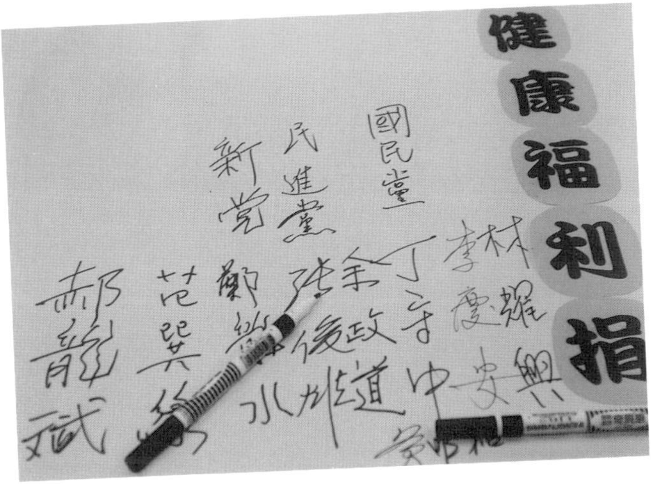

為促請立委支持民間團體提案，開徵 10 元菸品健康福利捐而召開記者會，朝野多位立委均到場表達支持之意。

元菸品健康福利捐；二〇〇〇年三月二十一日立法院二讀通過「菸酒稅法草案」開徵五元健康福利捐；二〇〇〇年三月二十四日立法院終於三讀通過「菸酒稅法草案」開徵五元健康福利捐；二〇〇〇年三月二十八日，菸酒稅法公布施行，菸品健康福利捐之徵收終於有法源依據，該法明定每包香菸除課徵菸酒稅以外，尚須加徵五元的健康福利捐。

菸品健康福利捐分配運作辦法第五條條文明文規定：菸品健康福利捐之分配，係以七〇%供全民健康保險安全準備、一〇%供中央與地方之菸害防制、一〇%供中央與地方之衛生保健、一〇%供中央與地方之社會福利之用。

這項結果雖然和當年民間團體力主每包開徵十元的健康福利捐仍有落差，但於法令明文規定將健康福利捐加在菸品價錢上的落實，對反菸政策、反菸團體的理想實踐來說，已是別具意義。

降低青少年吸菸率的法寶

自一九八七年國內開放洋菸進口及廣告促銷以來，國內青少年吸菸人口即一年比一年上升，歷經十多年反菸努力，青少年吸菸人口依舊居高不下；董氏基金會搜集先進國家反菸政策發現，自一九九七年起，不少先進國家即採行增加菸稅方式落實反菸，希望透過提高菸價的經濟手段，進一步降低日趨上升的青少年吸菸率；這些採行增加菸稅的國家普遍都達到降低青少年吸菸及增加拒菸財源的效果。於是基於降低青少年吸菸率及減少國內菸品消耗量的考量，董氏基金會及民間團體全力推動，而立法院三黨立委更是讓菸品開徵健康福利捐的政策得以成真的重要推手。

一九九八年，經過民間團體的奔走，獲五十四位立委連署提案在菸酒稅法規定於菸品中開徵健康福利捐。隔年，立法院第四屆第一個會期開議，在三黨立委包括郝龍斌、范巽綠、丁守中、李慶安、余政道、賴士葆、陳其邁及周錫瑋等委員們的強力要求，及三黨黨鞭的支持背書下，財政部終於才不再認為，菸酒稅法開徵健康福利捐會違反中美菸酒協議、會造成美國政府反對及影響台灣加入

ＷＴＯ，這時的財政部改口了，只強調「可能助長走私菸」，或影響菸農生計及公賣局利益。公賣局在當時則提出，與其他國家相較，菸酒稅法修法草案提案加收十元的健康福利捐太多了。

健康福利捐的爭論，一路從貿易制裁，到能不能在菸酒稅法內明文規定，到終於同意在菸酒稅法中增列後，這時要收多少錢才算合理，又引起一陣討論。

雖然最後以加收五元通過立法，但民間團體強調，就稅收立場、菸價現況、走私問題以及青少年健康等層面考量，即便收十元都還太低。於是董氏基金會與一百七十二個民間團體針對「菸品開徵健康福利捐」各方面需要之迫切性做一說明，並一一拜會立法院一百六十四位立法委員，將其訴求化為一份簡要的說帖，藉以說服立法委員們支持「菸品開徵健康福利捐」。說帖的重點如下：

國內菸稅只佔政府總稅收一．九％，幾乎是歐洲各國菸稅佔中央稅收平均比例三．五％的一半，為以價制量，各國均大幅提高菸稅與菸價，台灣如能大幅提高菸價，才可能做好預防青少年吸菸之工作，也才能跟上世界潮流。

每包菸品加十元，國內菸稅及菸價仍太低。歐洲共同市場（European Economic Community，EEC）在一九九二年通過三條規約（Directives 92/78-80/EEC），規約規定EEC各會員國的菸品稅制結構，不得低於零售價格的七〇%，亦即一百元售價的菸品中，至少要有七十元為菸稅。近年來，菸品所造成健康的嚴重危害已為科學證實，尤其以高菸稅來抑制菸品的需求（特別是青少年），更成了歐美等先進國家最重要的衛生政策。反觀國內目前菸稅只佔菸品價格四一%，即便每包菸品開徵十元健康福利捐，菸稅也只佔菸品價格五二%，與歐盟等先進國家相較，不論菸稅或菸價仍舊過低，真正要達到「以價制量」，其實還有一段距離。

查緝走私是政府的責任，無關菸稅提高。以鄰近的香港為例，一九八〇年代台灣菸價和香港相差不遠，但香港政府為降低青少年吸菸率及菸品消耗量，十多年來不斷調漲菸稅與菸價，以國內售價新台幣四十元的菸品種類為例，香港售價即為港幣三十至三十四元不等，也就是約台幣一三〇至一四六元，為台灣的三倍價格，但香港的走私菸卻維持極少量。此事實反映，走私與菸價並無必然的關連性，且先進國家政府均積極取締走私菸品；因此，政府所「擔心」的走私問題，是其應大力執行把關取締的工作，而非用以作為不支持每包菸品加徵健康福利捐定價的理由。

加收相當金額的健康福利捐，換得青少年的健康資本。根據美國癌症機構研究，八〇%的吸菸者都有固定吸食的菸品品牌，尤其菸齡越長，其品牌忠實度越高；無論進口菸或國產菸，每包均開徵相當金額的健康福利捐，並因而提高菸價後，必會減少青少年吸菸率及菸品消耗量，換得的是全民的健康。這也是民間團體多年來願意全力克服所有困難，力主開徵健康福利捐的唯一立意及目標。對於過程中的重重阻礙，民間團體視之為逐步完成目標的墊腳石。

有效運用健康福利捐

菸酒稅法賦予課徵菸品健康福利捐的法源依據後，其分配使用比例是另一項重點，董氏基金會執行長葉金川表示，新增的稅收應部分專款專用於菸害防制與健康維護措施，才能有效地協助菸害防制工作推展。五元健康福利捐的使用比例，民間團體建議採取的方案為，五〇％用於全民健康保險安全準備；二〇％用於菸害防制及宣導，尤其是青少年菸害宣導及戒治；五％用於學術研究，讓衛生署、國家衛生研究院及各研究機構能針對國內進行菸害研究及統計；二五％為其他未指定用途，行政院統籌運用於急難救助或緊急事項，如九二一震災重建計畫等。

但根據財政部訂定的分配及運作辦法，菸品健康福利捐有七成是作為健保安全準備金，其餘三成則作為菸害防制、衛生保健及社會福利。以每包香菸加徵五元健康捐計，政府每年從消費者所加收的健康捐將達一百億元。

根據衛生署推估，每年一百億的菸品健康捐中，將有十億元可用於菸害防制，衛生署將把獎勵籌設戒菸諮詢服務體系、監測菸品健康危害成分，列為重點工作，並補助地方加強稽查人力，為菸害防制工作加把勁。

衛生署認為，香菸加徵五元菸品健康捐，提高菸價後，應有助於抑制吸菸人口；畢竟國內菸品售價長久以來偏低，使得國內吸菸人口一直維持在二成上下。但根據國外研究，香菸價格每提高一〇%，即可減少四%的菸品消費量，加州柏克萊大學胡德偉教授的研究更指出，加州菸稅政策能達到成功地抑制香菸消費效果，有四分之三是來自菸價提高的直接價格效果，另外四分之一則是來自以新增菸稅用於反菸宣傳所產生的影響。而中央研究院經濟研究所研究員謝啟瑞研究國內情況，如果菸價提高一成，至少可減少五至六%的菸品消費量。

在戒菸諮詢服務體系部分，衛生署將以獎勵籌設方式廣設；除了醫療院所的戒菸班外，還將擴大到職場、學校及社區開辦戒菸教育，讓戒菸資訊隨處可得。

另外，菸品健康危害成分的監測，也會仰賴菸品健康捐。根據菸害防制法規定，菸品焦油、尼古丁含量均須限制在一．五及十五毫克以下，定期監測市售菸品的焦油、尼古丁含量，對超出標準的業者，處停止製造、進口六至十二個月，並處十至三十萬元罰款。但由於地方衛生單位人力吃緊，衛生署將撥出三成的菸害防制經費，補助地方加強菸害防制稽查人力，以徹底落實無菸害的生活環境。

他山之石足以攻錯

對於國內健康福利捐用於菸害防制的分配，民間團體認為仍有待改善。董氏基金會指出，根據美國及澳洲等國的作法，菸品健康捐泰半都把課徵菸稅收入全數轉作菸害防制，例如澳洲維多利亞省立法通過把增加的菸稅款項成立基金會，全數用於推動菸害防制，其中二〇・三〇%用於支持體育及藝術文化活動，將反菸訊息帶入青少年熱中的活動；而美國麻塞諸塞州也提撥四七%菸稅，作為菸害防制的專款；反觀台灣，根據財政部的分配，只撥出一成供作菸害防制之用。

但不管如何，菸酒稅法明定加徵菸品健康福利捐的規定能在國內三讀通過，已為國內反菸政策跨出一大步。

實施菸稅的地區，像是美國加州、亞歷桑納州及麻州都曾舉行公民投票決定提高菸稅。提高菸稅後，菸品的消費量明顯降低，吸菸人口也有下降的趨勢。當初董氏基金會等民間團體推動於菸品加徵健康福利捐，主要希望能以價制量，降低青少年吸菸率，雖然立法院最後三讀通過的菸酒稅法只規定五元，未能達成民間團體期待每包菸加徵十元健康捐的目標，「以價制量」仍將是董氏基金會未來努力的反菸策略之一。例如希望健保局能依健保法修正案第六十四條的規定，開徵二〇％的菸品附加捐；依菸稅二〇％計算，每包菸因此可加徵二・三六元稅捐。

董氏基金會執行長葉金川表示，目前有這筆經費的挹注，雖仍足敷用於相關防制上，事實上仍無法大幅改善國內因菸稅、菸價太低所導致的相關公共衛生問題，但在可預見的未來，這樣的金額絕對不夠；在因菸害而導致的相關疾病愈來愈多被證實、愈來愈造成醫療費用支付的負擔下，必定要再提案增加菸品健康捐的金額。未來民間團體除全力促請依健保法第六十四條開徵菸品附加捐之外，也會繼續監督、促請部分健康福利捐專款專用於菸害防制相關工作的比例，及其他增進人民福祉相關用途等的使用情形，早日實現無菸環境的美麗境界。

Chapter 7

跨國菸草公司的反撲

一九五三年醫界首次證實香菸有害健康，一九五四年首次有菸害訴訟提出。但四十多年來，菸害訴訟都以敗訴收場，理由是癮君子自願受害。這種情形在一九九六年首宗個人菸害訴訟成功後改觀，美國境內陸續有勝訴案例產生。

從一九九〇年代中期開始，菸商經歷一連串的挫折，於一九九八年衰到最高點。到了一九九九年，當時的美國總統柯林頓鮮明的反菸立場，讓美國政府進一步對菸商提出告訴。

鑑於柯林頓反菸造成阻力，美國本土明顯對菸商有所打壓的現實，促使跨國菸商挾其雄厚資本，反倒讓亞太地區成為美國菸品傾銷的新市場。

資本雄厚的菸商並轉而重金力挺共和黨總統候選人小布希入主白宮，以宣洩他們在柯林頓總統任內所受的怨氣。同一時期，美國菸商有感敗訴的案例有愈來愈多的態勢，將使各國對於此類訴訟的警覺性與對策相對增多，於是對跨國菸害訴訟進行「反動員」，積極催生立法，限制外國政府及人民在美國境內控告菸商。

香菸對民眾健康的危害，主要來自尼古丁與焦油。遠自一九六〇年代的流行病學研究即已建立明確的風險因果關係，包括吸菸致癌、增加高血壓與心臟病的風險及對孕婦胎兒健康的影響等。菸草公司當時的對策是大量支持似是而非的報告以混淆視聽，等到香菸危害健康的科學證據無從辯駁後，菸草公司將爭論的焦點轉向所謂的「自願選擇的風險」，就是將香菸危害健康的責任推給吸菸的消費者，辯稱消費者早知其風險，生產廠商不應為此負責。

這樣的論點持續二十餘年，吸菸受害者個人對菸草公司所提出的索賠訴訟案件，幾無勝訴案例。因為菸草公司挾其雄厚財力，個人官司根本無法對抗菸草公司龐大的律師群；此外，吸菸導致個人疾病的因果關係礙於舉證時間久長，不易確立。

遲來的正義

一九八〇年代中期，美國司法制度改變只受理個人索賠官司的立場，允許消費者委任律師提出集體訴訟，菸草公司與反菸團體的戰爭從此攻防易位。

一九九八年，佛羅里達州一個陪審團對美國菸草業的首樁集體訴訟案中裁定：吸菸確會成癮，並導致肺癌等多種疾病。業者須為隱瞞紙菸危害人體健康的事實負責。這項裁決對美國菸商而言是空前挫敗。

該案係由邁阿密九位民眾於一九九四年代表佛羅里達州近五十萬名因吸菸患病者及吸菸致死者家屬提出，也是眾多菸害集體訴訟中，第一件進入審判程序，並獲判決者。被告的菸草公司和機構包括：菲利普莫里斯（Philip Morris）、雷諾（RJR Reynolds）、羅瑞拉德（Lorillard）、李吉特（Liggett）、布朗威廉遜菸草公司（Brown & Williamson Tobacco）、「菸草研究協會」及「菸草研究所」。

陪審團研讀過約三萬七千頁文件後，將其裁決交給法官凱伊，指出菸草公司刻意隱瞞且沒有明示吸菸的危險，也未告知消費者吸菸會上癮。菸草公司「罔顧」人們健康的行徑已達施以懲罰賠償的地步。

陪審團認為，菸草公司販售香菸，「有製造嚴重情緒困擾的意圖」。

這是大型菸商在集體訴訟案中首度遭到大挫敗，並使陪審團在第二階段審判中阻力減少，在第二階段審判宣判可獲得二〇六〇億美元和解金；同時期，美國境內肺癌病患對菸商提出訴訟的賠償金，已由之前的數十萬美元不斷提高，一九九九年三月，美國就有肺癌病患分獲五一五〇萬美元及八一〇〇萬美元的巨額賠償；除了二〇六〇億美元的和解案外，美國佛羅里達州居民集體控告菸業協會等組織一案，地方法院雖一審時又判決菸商應賠償二千多億美元，最後這起集體向菸商求償的金額，在二〇〇〇年宣判的結果，佛羅里達州數千名癮君子可向包括菲利普莫里斯在內的五大菸商求償一一五〇億美元，雖未如一審判定般高，但仍創下集體控告獲賠金額最高紀錄。

而在個人控告菸商賠償部分，美國加州洛杉磯高等法院的陪審團在二〇〇一年裁決全美最大菸商菲利普莫里斯必須賠償五十六歲、罹患肺癌的老菸槍柏肯三〇億美元，創下歷年來個人控告菸商所獲得的最高賠償金額。

洛杉磯高等法院十二名陪審員經過七週的考量，最後以十對二票做出這項裁決，其中菲利普莫里斯被控的詐欺、過失、製造瑕疵產品等六項罪名全部成立。雖然若干法律專家認為，巨額賠償通常會被主審法官扣減或在上訴時遭到駁回，但此判例已創菸商賠償紀錄。

獲賠償的柏肯是從事石油與天然氣證券交易的營業員，十三歲（一九五七年）開始吸菸，四十多年下來，平均每天抽兩包萬寶路。一九九九年被診斷罹患肺癌後，戒了一陣子菸，不過二〇〇二年底獲悉癌細胞已擴散到淋巴結、背部與腦部，且治療無望後，曾經又買了一包萬寶路。柏肯在這起判例宣判時指出，他受菲利普莫里斯隱瞞吸菸之害近達五十年，並讓他相信吸菸與肺癌沒有直接關係的說詞，因此他要求菲利普莫里斯支付一一〇〇萬美元的補償性賠償，以及一億至一百億美元的懲罰性賠償。最後在洛杉磯高等法院的宣判下，獲判可以得到三〇億美元的懲罰性賠償以及五五〇萬美元的經濟與非經濟賠償。成為歷來個人控告菸商所獲判的最高賠償金額。

這是向菸商求償的一系列官司中，菸商再度敗訴的新近案例。在此之前（自一九九〇年以來），計有六名「個人」成功向菸商求償的案例，不過只有一名七十歲的原告自法官諭令官司上訴之際仍應理賠而得到菸商支付的一一〇萬美元賠償金。

此外，加拿大卑詩省、以色列受害人也選擇在自己境內向美國菸商對簿公堂。加拿大卑詩省並通過向菸商求償支付醫療費的法案，大大提高在地人向菸商求償的勝算。

據華爾街分析師估計，菸商平均每年得為菸害求償官司支付一千萬美元。

反菸訴訟自一九九八年起蔚為風氣，這方面的宣傳屢見不鮮，而為了向菸商施壓，美國反菸專家戴納德更不斷赴比利時、芬蘭、中共等國家演說，指導他們如何對菸商採取法律行動。

有些反菸團體則透過國際會議集思廣益，向菸商提出反制。例如亞太地區拒菸協會（APACT）定期舉辦會議，就司法訴訟與加徵健康稅交換意見。

國內首宗菸害求償

至於國內，首宗菸害求償是一九九八年七月提出，要求西北航空賠償一一七六萬元，這起案例是國內目前空前絕後的菸害官司，由董氏基金會協助原告提出訴訟。

這宗司法案件起源於吳培民一家五口於

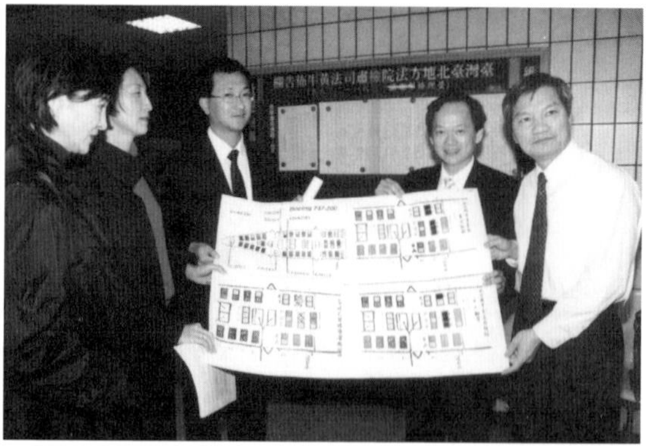

國內首宗菸害求償案，吳培民（左三）控告西北航空一案，至今仍在上訴。

兩年前搭乘西北航空赴美，於禁菸客艙中飽受二手菸害，小女兒支氣管炎發作，醫師診斷與菸害有關，吳培民回國後獲董氏基金會協助控告西北航空。

雖然是國內第一樁菸害官司，但發生地點在外國籍航空器上，不適用國內菸害防制法，一審判決以民法「債務不履行的瑕疵給付」，判決西北航空應賠償吳培民新台幣六萬元，與吳培民請求的一千多萬元賠償及公開道歉差距懸殊，全案進入二審，仍維持一審原判，目前仍上訴最高法院等候判決。期間兩造數度和解均告失敗。

對這起案件，董氏基金會認為，美國曾判決房東不改善菸害，房客有權先不付房租，澳洲也曾判決二手菸害的餐廳敗訴而需賠償，之前美國六萬名空服員在佛羅里達州集體控告菸商，迫使菸商主動要求和解等前例，對照我國司法單位這宗菸害的二審判決，實在只是薄懲。

因此，董氏基金會號召亞太地區拒菸協會，著手委託美國的律師，集體控告美國菸商在海外傾銷菸品危害民眾健康，使菸商不僅對美國人賠償菸害，也要對外國人的健康損害負責。

風起雲湧的跨國求償風暴

一九九八年以來，美國已有許多控告菸商求償勝訴的案例，受此激勵，外國政府也躍躍欲試，其中瓜地馬拉是全球第一個向美國哥倫比亞特區聯邦地方法院提出告訴，要求菸商賠償的國家。巴拿馬稍後跟進，向美國路易斯安那州聯邦法院提出告訴。

瓜地馬拉政府於一九九八年五月委託美國德州休士頓的律師事務所Fleming Hovenkamp & Grayson向美國菸商求償為吸菸者支付的龐大公共醫療費。據該事務所估計，瓜國從一九七三至九七年，與菸害相關疾病的醫療支出約為三億美元。被瓜國控告的菸商包括菲利普莫里斯（Philip Morris）、布朗威廉遜菸草公司（Brown & Williamson Tobacco）、英美菸草（BAT）、李吉特（Liggett）等共十一個被告，罪名包括疏忽、詐欺、未據實以告香菸內含上癮致癌成分等。

繼瓜地馬拉之後，中南美洲包括Guatemala，Nicaragua，Venezuela，Bolivia，and Panama，and the cities of Rio de Janeiro and Goias等國家及地區，均在美國境內向跨國菸商提出控告。

其實，瓜地馬拉的背景與我國相似，他們也有菸品專賣制度，菸品也是由政府「公賣」；基於維護人民的權益，瓜地馬拉政府已站出來在美國地方法院告菸商；反觀台灣，就連公賣局生產的菸品所使用的菸葉，大部分也是由美國進口，受害程度更大。但亞洲地區一直只有泰國，由Dr.Hatai領軍（亞太地區拒菸協會——APACT前任主席）積極推動對美國菸商提出告訴。

事實上，美國菸商在泰國的活動只是進口菸品，不像台灣，在美國三〇一法案的壓力下，民國七十六年起，不得不開放菸品廣告及促銷，一直到八十六年九月十九日菸害防制法執行時，菸品廣告促銷才又受到規範，在這十年間，美國菸商對國內兒童、青少年所造成的傷害已無法彌補。

台灣菸品長久以來雖是政府公賣，但卻在美國貿易壓力下，必須被迫開放菸品廣告及促銷，加上長期、大量地進口美國菸草，和背景相當的瓜地馬拉及泰國相比，反菸團體一直主張台灣有更多、更足夠的理由在美國向菸商提出告訴。

菸害不僅傷身，也浪費各國醫療資源，若以一九九八年美國衛生部公布的數據顯示，每年總體醫療費用有八％是用於菸害疾病的比例推算，以我國中央健康保險局的資料，一九九九年健保總支出約二八〇〇億元，以美國的標準推算，去年健保用在國人菸害疾病，就花了二五〇億元。有鑑於此，包括董氏基金會等十

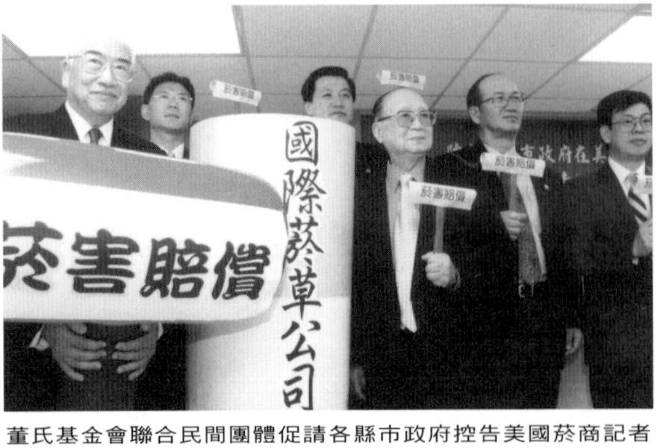

董氏基金會聯合民間團體促請各縣市政府控告美國菸商記者會。圖左起為柴松林教授、嚴道董事長……。

五個民間團體在二〇〇一年二月，促請台北市政府向美國法院對五大國際菸草公司提出菸害賠償，金額高達八五〇億新台幣。民間團體強調，菸害不僅傷害健康，更加重政府的醫療支出負擔。除台北市外，民間團體將陸續促請全國廿五縣市加入索賠行列，勝訴所得用於菸害防制。八五〇億的索賠金額，是以台北市二百六十萬人口、四分之一吸菸人口計算，並依美國菸害賠償先例推算，提出八五〇億元賠償金。

但遺憾的是，自二〇〇一年年初發起聯合民間團體促請各縣市政府控告美國菸商行動後，因為各地方政府態度轉趨保守，目前幾乎陷入停滯狀態。董氏基金會菸害防制組主任林清麗表示，美國菸商敗訴的案例越來越多，菸商對於此類訴訟的警覺性與對策也就會越多。目前美國菸商已經在當地對跨國菸害訴訟進行「反動員」，並積極催生立法限制外國政府及人民在美國境內控告菸商。台灣地方政府連署控告菸商的行動若要成功，一定要在美方「關閉」此一控訴窗口之前發起。

根據世界衛生組織預估，到公元二〇二五年，全球每年將有一億以上的吸菸人口，而死於菸害的人數更將增加到一千萬人，一九九九年在台灣召開的亞太地區拒菸協會（APACT，Asia Pacific Association for the Control of Tobacco）中，與會專家即呼籲，台灣地區的反菸運動應從菸害防制進化到反制菸商，加入亞太地區向美菸商提出控訴行列。

首位對美菸商提出控訴的美國律師 Mr. Scott Baldwin 在會中指出，美國已經有許多控訴菸商求償勝訴的案例，亞洲地區的泰國也已經由泰國政府代表，向美國法院對菸商提出控訴，這樣化被動的菸害防制，為主動反制菸商的作法，值得包括台灣在內的亞洲地區其他國家跟進。Scott Baldwin 說，由於美國總統柯林頓的反菸立場，美國本土明顯的對菸商有所打壓，而亞太地區就成為美菸品傾銷的新市場，兒童、婦女、青少年都可能成為菸害受害者，因此他認為對美菸商提出控訴的最佳時機是柯林頓任內的一年內，政府將會是代表國民提出控訴的最佳「代言人」，因為政府最能掌握因菸害所造成的精確財政支出，在提出指控時最理直氣壯。

風向逆轉

一九九九年四月是美國反菸運動的新里程碑，美國卸下所有有關菸品廣告的戶外大型廣告看板（Billboards），換成拒菸廣告，從此戶外大型香菸廣告走入歷史。

早自一九九八年開始，美國佛羅里達州出現一個成功且具有相當影響力的青少年拒菸運動，而且成效擴及青少年以外的族群。根據健康部門的統計，過去一年，這個活動不僅使得青少年吸菸率減少了一〇%，同時，十二至十四歲的青少年吸菸率更下降一九%，在在顯示這個運動的成效。

一九九八年，八千位來自各州拒菸工作團體（SWAT）的學生，透過電視廣告、廣播還有戶外大型看板，將菸草公司因利益考量，而未把菸害的真實性告訴消費者的行為公諸於世，甚至奧斯卡頒獎單位還設計了一個電視廣告叫做「魔鬼獎」（The Demon Awards），內容是一個菸草商到地獄去領取獎章，「表彰」他們過去一年以菸害置人於死的行為；同時還有戶外巨型看板上，一個菸草公司的執行董事，穿著比基尼泳裝手叼著菸斜躺在湖邊，以嘲諷的樣子看著世人，上面寫著「不要懷疑，菸草商就躲在性感模特兒廣告的後面」。

當時，不管家長、老師、醫護人員，或是疾病防制組織，都非常支持這項拒菸運動，但佛州的政治家卻有不少人反對，上議院更忙著將ＳＷＡＴ的基金預算，從六一．五億元砍為六〇億元，下議院更想刪減成三〇億美元。反對的政客說，應該把這筆錢花在添購教育設備上，而不是放在這些他們認為在耍酷的拒菸廣告。但ＳＷＡＴ成員則認為，這些反對者根本不了解，耍酷和愛現就是青少年吸菸行為的主因。那些反對ＳＷＡＴ基金預算、反對耍酷的拒菸廣告的人，是因為不了解拒菸活動能成功，靠的就是像這種吸引人的耍酷方式。

根據調查，青少年對於一般傳統的教育宣導方式並不感興趣，甚至會使得青少年吸菸率上升。ＳＷＡＴ也指出，一系列揭發菸商用性感模特兒包裝菸害的行為，以及醜化吸菸行為的拒菸運動，使得認為吸菸不酷的青少年，一年之間已經從四五％上升到五九％。有人質疑，政客們想大幅刪ＳＷＡＴ預算，是因為菸商對政客的私下遊說，但是菸商們都否認曾介入遊說佛羅里達州政客刪減拒菸運動經費，不過菸商們的政治獻金額度卻不斷的增加。

一九八〇年後，美國越戰前後憤怒的一代逐漸成為美國社會的主流，反菸、無菸的社會環境漸次形成。菸草公司當然知悉美國本土的社會趨勢，此時開始將市場策略轉向海外市場，尤其是經濟蓬勃發展的亞洲。

雷根政府時期，美國菸草業者藉三〇一條款的攻勢，產官合作無間，迫使亞太國家開放進口菸酒市場，從日本、韓國、中國、泰國到台灣無一倖免。美國菸草公司在國內纏訟官司持續進行時，以時間換取海外市場的空間，使得菸草產業不受美國國內市場萎縮的影響，得以繼續成長。

一九九〇年代初期，菸草公司有計畫地操控香菸中尼古丁的含量，蓄意誘引菸客成癮。一九九〇年代中期開始，菸草產業與反菸團體的攻防戰最戲劇性的轉變莫過於公權力的主動介入。一些州政府檢察長陸續對菸草公司提出索賠官司，理由為菸草公司製售有害民眾健康的香菸，增加州政府醫療費用支出的負擔。經過漫長的協商，終於達成此為期二十五年逐年付款的和解賠償方案。

州政府與反菸團體的策略不僅在於賠償訴訟，其訴求包括懲罰性的香菸稅捐以及更嚴格的管制措施，但這些策略菸草公司均兵來將擋、水來土掩地一一回應。例如當加州香菸附加健康稅公投立法時，菸草公司的因應策略先是反對此一法案，等抵擋不住時，則轉而就附加健康稅額度討價還價，進而對香菸附加健康稅的用途主張併入州政府整體賦稅收入統籌運用，而非反菸團體所主張的專款專用於青少年反菸的教育。

菸商勢力死灰復燃

小布希政府上台後，菸業更是扳回之前流失的勢力，一帖帖興奮劑，令菸商大為振奮。

早在美國共和黨推出小布希成為該黨總統候選人時，包括菸草業、石油業、槍枝遊說團體、電腦業及房地產開發商等特殊利益的重量級代表也全都到共和黨的黨代表大會，這些團體當時即打算砸下重金，力挺當時的德州州長小布希入主白宮，以期宣洩他們在柯林頓總統任內所受的怨氣。

這些「財主」在小布希上任後果然情勢逆轉；先是美國司法部出人意外地給了菸業一帖興奮劑。司法部出面解決柯林頓時代的一場官司，該案要求菸商支付逾二〇〇億美元的醫療費用，但聯邦政府後來承認他們手上的證據不夠充分。這個結果並未獲憤怒的反菸人士接受，他們並把此舉視為是布希政府送給當年競選時捐款七〇〇萬美元給共和黨的菸業的紅包。

另一個判例對反菸工作的進行也屬不利；早在一九九八年，上訴法院即駁回食品暨藥物管理局（ＦＤＡ）管制菸草產品的權利，但最後到最高法院，果然和菸草業者還是站在同一陣線。美國最高法院裁決，食品暨藥物管理局無權管制菸草產品，這對當時極力想讓青少年遠離菸害的柯林頓總統來說是一大挫敗。最高法院法官是以五比四的一票之差，裁定食品暨藥物管理局一九九六年對香菸與無煙菸草所做的廣泛規定是超越權限，這項裁決指出，國會並未授權該局管理菸草產品。這項判決對菸草業者是一大勝利，因為在此之前的幾年，菸草業者的民事官司不斷，原告不斷指控吸菸與一些疾病相關，並向他們索取巨額賠償。

根據食品藥物管理局一九九六年的規定，菸草公司不得賣香菸給未成年青少年，廣告和行銷活動也多所限制。凡是二十七歲以下吸菸者，買菸時必須出示附照片的證件，香菸自動販賣機也只能安裝在酒吧等青少年止步的場所。這些規定被稱為是過去五十年來最重要的公共衛生與安全規範，也是柯林頓的重點政見之一。據統計，美國每一年增加的吸菸人口中，約一百萬是兒童和青少年，食品暨藥物管理局希望藉由上述規定，保護青少年免受菸害。

菸商情勢愈來愈順，後來連那些原來與菸業對抗的州，也都為了能拿到一九九八年與菸商達成的和解金，只好力保菸業的發展。因為這些州認為，「批評（菸商）並沒有好處。」

目前約有一千五百件控告菲利普莫里斯的官司在加州等著法院判決。當地法院判決原告勝訴的案子有三件，但這些原告還沒看到一分錢。

從以下事件也可尋得風向逆轉的蛛絲馬跡。瓜地馬拉、尼加拉瓜及烏克蘭對美國菸業提出的集體訴訟，在華盛頓聯邦上訴法院敗訴。邁阿密法院駁回一名已離職的空服員以二手菸造成疾病所提出的損害賠償。就連可從一九九八年與菸商和解案中獲得至少一一〇億美元的加州，都再次看好菸草股，計畫解除長達四年的禁令，將九九〇億美元的退休基金投入股市。

美國哥倫比亞特區上訴法院甚至將幾個外國政府，以及若干工會健康基金所提起的訴訟都予駁回。原告指控菸商詐欺、斂財等罪名，而要求賠償有關吸菸的健康成本。但法官裁決說，上述指控「太過渺茫，不確定、引申及間接」，無法成立。

哥倫比亞特區上訴法院駁回的控告，主要是要求菸業賠償他們為工會中吸菸者所支付的醫療費用。但裁決書說，其他七個上訴法院已經審理類似的訴訟，並以菸商未直接造成傷害的理由，否決工會健康基金的求償。上訴法院說，法官讓此訴訟持續進行是錯誤之舉。

另由瓜地馬拉、尼加拉瓜及烏克蘭政府所提的另一個案例中，上訴法院則是說，一審法官裁定瓜地馬拉指控許多菸草公司的不當行為造成傷害之說「太過遙遠」，是正確之舉。

雖然從一九九〇年代中期開始，菸商經歷一連串的挫折，於一九九八年衰到最高點。香菸在美國每包平均售價從一九九七年的一．七四美元，飆漲到二．九五美元，但香菸消費僅減少二一％。美國菸商在東歐及亞洲的收入也是不斷增加，其中中國大陸的三．五億吸菸人口更是最大的接替市場。

情勢改觀後，大菸商菲利普莫里斯前年成為道瓊工業指數表現最佳的個股，股價一飛沖天大漲九一％，獲利也受到美國經濟強勁成長的推升，達到一

○六億美元的高點。第二大菸商雷諾控股公司（R.J.Reynolds）及第三大菸商英美菸草公司的銷售及獲利也攀登至新高點。即便全美專攻低價市場小型私人菸草公司，這類公司在幾年前不過只有十家而已，現在已超過九十家。「所有的事情正都順著他們（菸商）的心意走」。

CHAPTER

7

跨國菸草公司的反撲

Chapter 8

公賣局角色的變遷

公賣局角色的變遷

二〇〇二年一月，台灣加入ＷＴＯ（世貿組織）後，菸酒專賣體制正式走入歷史。過去擁有專賣保護的專制市場，必須朝向公司化、民營化、多角化、上市等目標經營。

台灣菸酒公賣制度起自於日據時代，當時日本為加強對殖民地的榨取工作，除運用增加稅收的辦法外，將民生物資收歸公家專賣以賺取利潤。公賣局就是依此政策應運而生。日本投降之後，國民政府依舊沿用此項政策，獨家製造、販售菸酒商品，直到近來因應經濟開放政策的影響才逐漸釋出。

專賣時期，從「長壽」菸名引發的爭議，到曾想鎖定青少年族群推出「五二〇香菸」而引發的抗議聲浪，公賣局在香菸問題扮演的角色，在洋菸開放前及開放後，都曾有爭議之處。

◇　◇　◇

台灣光復迄今，公賣局頂著專賣制度的光環，獨霸整個菸酒市場，即使進口洋菸酒也由公賣局一手承包，而大發利市，直到民國七十六年，政府開放民間進口洋菸酒，持續多時的榮景，才稍微感受到競爭的衝擊。

受到洋菸酒進口的衝擊，十多年來，公賣局「一家獨大」的光環，儘管有點褪色，但香菸市場還是佔有五一％，酒類則高居八〇％以上，依舊擁有絕對優勢，然而，在加入ＷＴＯ後，全面開放自由貿易的現實必須將所有設限一概取消，包括中國大陸等各國的洋菸酒，從此可以搶灘入境，掠奪這塊油香大餅，「公賣」經營專利不再，如何轉型，已成考驗。

畢竟自由貿易開放後，獲准在台設廠生產，成本相對降低，起跑點更加無分軒輊，改制民營的公賣局，從此搖身一變和一般私人公司沒有兩樣，所承受的嚴重競爭壓力，不言可喻。也就是說，過去以來一直被視為「最簡單不過」的菸酒市場，因而出現大變革，畢竟市場趨勢已不容許公賣局繼續停留在過去的高姿態，相反地，不得不接踵推出一系列的改革措施。

改為公營台灣菸酒公司的公賣局，眼看傳統的間接貿易模式就要被淘汰出局，為求徹底轉型，如何流通市場管道已是當務之急，為此公賣局已在全省擇定一百二十八家特約商店，以策略結盟方式主動出擊。公賣局希望有效整治門市部和以往配銷處稀稀落落的致命傷，開拓新的市場生機，若成果彰顯，準備朝每一個鄉鎮市至少成立一家特約商店的目標努力，期能保住一席之地。

一家獨大

台灣省菸酒公賣局專賣事業起源於民國前十年（一九〇一年）「台灣總督府專賣局」，民國三十四年（一九四五年）台灣省光復更名為「台灣省專賣局」，民國三十六年再改組為「台灣省菸酒公賣局」，隸屬台灣省政府，民國三十八年改隸台灣省政府財政廳，民國八十八年精省後改隸財政部，為政府財政系統機構之一。

自古以來所謂由政府獨佔的公賣制度即不時會出現在歷史紀錄當中，譬如像漢代的鹽、鐵、酒專賣等等例證。日據時代殖民政府為有效榨取殖民地資源，便設計將專賣制度的效能發揮至極致。在公賣利益最高峰期間計專賣有鴉片、鹽、酒、菸、石油、火柴以及樟腦等等，其中毒品鴉片曾經獨佔公賣初期的大部分利益，而另一部分的主要收入則是來自於樟腦。二次大戰後，大陸的國民政府財政凋敝，亟需台灣方面挹注，遂持續公賣制度，並加強查緝私自販賣公賣物資，這種暴政終於在一九四七年時，因查緝私菸行動引爆二二八事件，付出國家社會慘痛的代價，也造出台灣四十多年來族群對立的心態。

直到近來因應經濟開放政策的影響，菸酒公賣專制才逐漸釋出，隨著入世的全球腳步，財政部規劃的「台灣省菸酒公賣局改制公司計畫」應運而生；計畫中將公賣局民營化時程分為三階段，第一階段自二〇〇二年一月起實施菸酒新制，七月改制為公司，名稱為台灣菸酒股份有限公司，資本額五百億元；第二階段是公司成立後，即委託顧問公司研提「民營化釋股計畫」，提報行政院核准後執行，時程為一年；第三階段完成民營化釋股作業，及規劃股票上市，最快於民國九十五年七月完成民營化。

菸酒公賣局走過五十多年「一家獨大」的歲月，如今面對國際競爭，優勢已時不我予，面對殘酷的市場衝擊，「改頭換面」已是不得不的策略。

因應多角化經營，菸酒公賣局甚至跨足生物科技市場，預計推出抗老化養生食品、酒品，並積極向食品、日用品製造生產大廠，尋求異業結盟機會，跨入食品飲料和物流業界。畢竟自民國九十一年起，隨新菸酒稅制和菸酒管理法上路，公賣局不得不全面轉型，不再負責走私或私釀、私製菸酒等取締任務，只能致力於產銷菸酒，拓展市場版圖。具有保護傘功能的專賣制度，從此走入歷史。

國際級的公衛笑話

危害人體健康的香菸品牌居然叫「長壽」，這和早年也曾在國內最暢銷的鴉片名為「福壽」，先後輝映、異曲同工，同是喧騰古今中外的大笑話。董氏基金會董事長嚴道就表示，一九八九年他在第一屆亞太地區國家拒菸與健康研討會中，有一名學者當眾問他，台灣有一種菸，為何菸名叫「Long Life(長壽)?」霎時讓他為之不知如何作答。很快地，台灣有「長壽菸」，成為國際公衛人士競相告知的笑話。

美國杜蘭大學公共衛生學院教授暨亞太地區拒菸協會（APACT）榮譽秘書長陳紫郎指出，長久以來公賣局一直認為「長壽」二字沒意義，但實際上長壽兩個字便是廣告。一九八九年，一位外國學者在全世界心臟血管疾病的研討會上，就以台灣長壽菸為例，直指台灣政府唯利是圖；一九九〇年，我國邀請美國公共衛生學會會長麥隆．艾路金至台大醫學院演講時，他就提到美國方面的學者都久聞台灣「長壽菸」的大名，大都無法想像在全世界大舉反菸害的同時，中華民國政府不但自己賣菸，還將菸取名為「長壽」，他甚至建議應盡速將長壽改為短壽（Short Life）。

為此，一九八九年起，董氏基金會等八個民間反菸團體開始促請政府，要求廢止菸酒公賣制度、限期禁止「長壽」為香菸品牌、並促請衛生署主動頒布香菸警語的強制規定。同年七月，董氏聯合消基會、新環境基金會、新時代基金會、環境品質文教基金會、主婦聯盟、防癌協會、陶聲洋防癌基金會、無喉者復聲協會等團體負責人，及該會終身義工孫越等人，共同晉見前行政院長郝柏村。

孫越說，郝院長頗能接受民間團體的意見，認為「政府和人民一樣，錯了就應該要改」，隨即指示有關單位研擬「長壽」更名及香菸加註更明確警語。問題是，由於郝院長後來因故下台，「長壽」改名一事因此延宕至今，「實在令人扼腕！」

搬石頭砸自己的腳

雖然公賣局角色面臨變遷，但在專賣制度時期，公賣局在國內反菸工作的推動上，扮演的角色，一直存在爭議。董氏基金會深知，菸酒公賣政策不檢討，我們拒斥洋菸入侵的理由就會被質疑。基金會終身義工孫越也強調，一個政府，一面花大筆經費，積極籌備全民健康保險，用來照顧國民健康，另一方面卻又大賣濃菸烈酒，以廣集財源，並且因為「長壽」、「總統」等香菸品牌，有鼓勵大眾吸菸的嫌疑，也在民間反菸團體前往美國在台協會陳情時，落人口實。

一九八六年，衛生署開始將禁菸、戒菸列入施政重點。但是當時衛生署在推動禁菸、反菸的過程中，主要的障礙就是來自政府本身，而非進口香菸業者或社會各界。

以香菸菸盒刊載警語政策的推動過程為例，即可印證來自「自己人」的阻礙。因菸酒專賣收益為政府主要財源之一，走私菸酒充公拍賣的緝私獎金，更是財政及公賣官員的重要收入。所以，早在一九九〇年代以前，董氏基金會及衛生署即推動，建議國內外菸品菸盒，必須加註有害健康的警告標語，並要求需刊載於香菸外盒正面，但這項構想一再受到財政部門與公賣局的杯葛。

後來美國以三〇一條款強迫我國開放菸酒進口時，財政部與公賣局反而躲在衛生署背後，讓出席中美經貿諮商的衛生署代表以維護國民健康為訴求，指責美國不應利用貿易制裁的政治壓力，強迫推銷有害我國國民健康的香菸；當時衛生署官員振振有詞抗拒美方壓力時，其實公賣局香菸中有害健康的焦油含量卻遠較進口香菸高出許多，但財政部與公賣局卻還抗拒美國要求將走私菸酒充公銷毀（而非拍賣）的提議。

後來，終於擋不住美國貿易談判與三〇一條款的壓力，一九八七年的中美菸酒進口協定開啟洋菸、洋酒堂皇進入台灣的途徑。

一九九〇年，當時的公賣局局長鄭世津就曾表示，全世界只有台灣菸、酒都採取政府專賣，即使希臘也只有實施香菸專賣，實應考慮取消我國現行的公營專賣制度，改為私人企業方式，因專賣制度的矛盾是，政府部門中的衛生署高唱香菸有害身體健康，但是政府部門卻又實施菸酒專賣，連中美菸酒談判也是在我國為貫徹公賣制度的精神，並保障農民權益，因而使得雙方談判幾近破裂，我國的菸酒專賣制度也是造成破裂的因素之一。

另一個爭議之處就是，一九九八年以後，美國州政府不斷認為菸草公司需負擔州政府因民眾吸菸導致疾病增多的醫療費用，但反觀台灣，政府公營獨佔的台灣菸酒公賣局，並未為多年來因為香菸影響民眾健康與增加的醫療費用負起責任。

五二〇香菸引爆爭議

一九九九年，當時的菸酒公賣局計畫在五月二十日總統就職週年當天，推出五二〇（我愛你）淡菸。引發多位立委和民間團體群起撻伐，認為菸害防制法明文規定不能賣菸給青少年，但五二〇淡菸卻擺明訴求青少年和女性，公賣局的行徑簡直是「魔鬼代言人」。

此事並引發立委強烈要求停產五二〇香菸，否則將罷審公賣局預算的要求；部分立委並要求當時的公賣局長施顏祥必須為五二〇引發的菸酒風波下台負責。

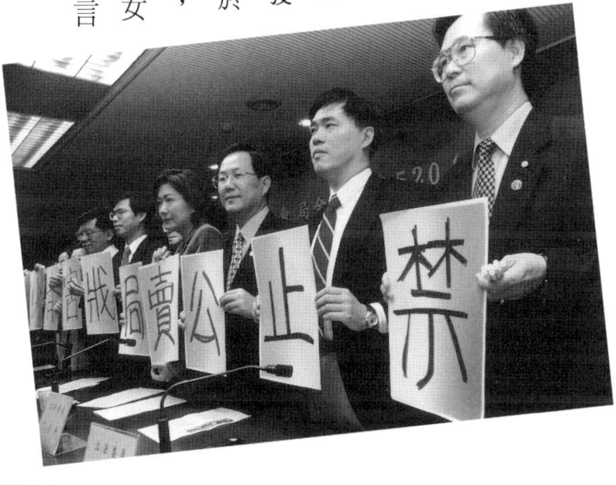

謝欽宗、郝龍斌、丁守中、李慶安、陳其邁、沈富雄、范巽綠等立法委員，手持「禁止公賣局戕害青少年」標語，抗議520香菸以青少年及女性族群為目標。

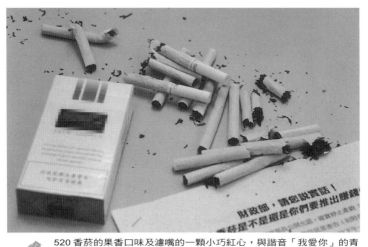

520 香菸的果香口味及濾嘴的一顆小巧紅心，與諧音「我愛你」的青少年用語，都是財政部用來賺錢的產品嗎？

一九九九年五月，董氏基金會得知公賣局將在五月二十日推出五二〇淡菸，且這項新產品迥異於公賣局以往的香菸，訴求對象轉向青少年和女性。不但以五二〇（我愛你）的青少年語言和文化切入，企圖讓商品朝年輕化設計，以吸引年輕族群，而且可能破天荒打起廣告，打破公賣局香菸不打廣告的傳統。

獲知這項消息後，董氏、主婦聯盟、人本教育基金會及當時的立委丁守中、郝龍斌、李慶安、范巽綠、沈富雄、陳其邁等人，即召開記者會，譴責公賣局。

公賣局當時要推出的五二〇淡菸，精巧

設計一個紅心濾嘴，擺明賦予香菸「愛情」的象徵，反菸人士認為，這麼一來會讓香菸變成青少年表達愛意的工具。在獲得立委的支持下，反菸人士及團體遂發動多位立委連署提案，要求公賣局停產五二〇淡菸，否則將罷審公賣局預算。

董氏基金會董事長嚴道表示，公賣局以前一直嚴守分際，以服務「老」顧客為主，不做香菸廣告，也不對青少年做促銷，但這事件卻讓公賣局「晚節不保」。

公賣局五月二十日推出「五二〇香菸」的計畫，在五二〇前夕，因為反菸團體與立委們的強烈抗議，財政部終於決定暫緩審查公賣局提出的新產品銷售計畫，公賣局的五二〇香菸才無法推出。

在國內禁售的「五二〇」香菸，因在機場免稅店銷路大好，二〇〇〇年公賣局竟決定公告招標大陸及港澳地區的經銷商，董氏基金會先接獲民眾密報及香港媒體的報導後，六月十五日聯合亞太拒菸協會（ＡＰＡＣＴ）抵制這項菸品外銷計畫，以免大陸、港澳的青少年受害，六月二十二日台灣省菸酒產業工會在未告知之下，帶領二十餘位幹部至董氏基金會抗議「反菸團體對五二〇香菸蓄意打壓，甚至惡意詆毀公賣局產品」，當時直接與工會代表協調的終身義工陳淑麗回憶，「先前工會已數次對外放話要來拜訪，但都只聞樓梯響不見人下樓，直到此次的不知會拜訪，雙方才有了面對面溝通的機會，經過一個多小時的溝通，公賣局工會代表與我們的立場依然迥異，我們仍堅決反對五二〇香菸外銷，公賣局工會代表則認為我們反菸不力，否則洋菸在國內的銷售量不會節節上升，對於工會代表的攻擊，我們只能說相當無奈」。台灣以往受洋菸的傷害很深，現在公賣局外銷菸品至港澳，跟洋菸商的行徑沒什麼兩樣，堅持反菸立場的董氏基金會當然必須反對。

時空轉換，民營之後的公賣局，如果今天再提五二〇香菸，問題是否就不會鬧得這麼大？董氏基金會表示，五二〇香菸主要鎖定的對象是婦女與年輕人，爭議極大，即使公賣局民營化，推出這樣的香菸還是會引發反菸人士的抗議；這在一九九九年財政部決定暫不審查公賣局五二〇香菸銷售案時即有官員這樣分析。

Chapter 9

菸害防制向前行

二〇〇一年十一月，WHA（世界衛生大會）的會場掛了一個「死亡鐘」，死亡鐘記錄著：從一九九九年十月WHA進行「全球菸害防制公約架構」第一階段協商會議以來，全世界已有八三〇多萬人死於菸害有關疾病，相當於每八秒鐘就有人因而死亡……。

◇ ◇ ◇

根據世界衛生組織統計，全世界每年有高達四百萬人因菸害而死亡，也就是其死亡原因都是與菸品有關；至二〇〇〇年，每年甚至將有一千萬人因使用菸草而死亡！這個數字比因後天免疫缺乏症（AIDS）、肺結核、生產、意外死亡、自殺和被殺的死亡人數加總還高，將佔全球死亡人數高達十二%。

至於台灣，目前每年計有二萬人死於抽菸，相當於十次九二一大地震死亡人數的總和。

香菸的危害不單害己還害人。有研究指出，男性長期吸菸者只有四二％壽命可達七十三歲，但不抽菸的人七八％卻可達七十三歲。此外，抽菸除了減少高密度脂蛋白外，還使大動脈失去彈性，增加血液凝集的危險，易發生心臟病突發和冠狀動脈心臟病等危險。

而在致癌風險上更是早被證實，研究發現，香菸會造成細胞ＤＮＡ的永久損傷，也就是促使癌細胞這種不正常生長的細胞增生。現有研究證實，與抽菸有關的癌症不僅僅是肺癌，其他如喉嚨、口腔、食道、腎臟、膀胱和胰臟也都難逃其魔掌。此外，白血病和骨盆腔癌，也都和菸害有關。

研究也發現，抽菸者中風的危險是非抽菸者的二．五倍、抽菸會增加失智症的危險。

另對孕婦和胎兒的健康危害更是早獲證實。研究指出，抽菸易導致不孕、畸胎、和流產。懷孕的婦女若是抽菸，血液中葉酸的濃度會下降，此外抽菸也會增加死胎或是嬰兒死亡的機會，而且抽菸的孕婦更可能會把已變異的基因傳給胎兒。而在二手菸部分，吸二手菸的嬰兒較易有氣喘、支氣管炎和肺炎等肺部疾病。二手菸也與兒童下呼吸道的感染有關。另外氣喘的小孩，吸入二手菸後病情會更為嚴重。

其他像骨質疏鬆症、退化性疾病、消化系統疾病、性功能和生殖能力、眼疾、甲狀腺功能不足、牙周病、易生皺紋、頭髮脫落，甚至聽力喪失都和抽菸有關。

台灣拒菸不遺餘力

有鑑於菸害問題日漸嚴重，台灣自一九八四年起即由民間團體開始著手進行反菸行動，進而形成拒菸運動；一九九〇年，行政院衛生

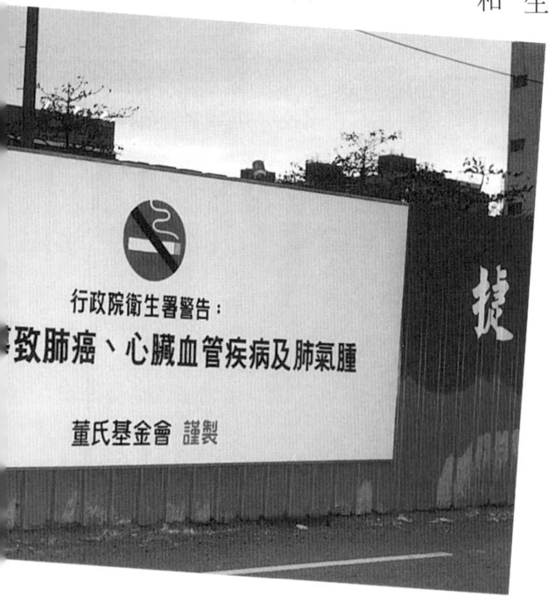
行政院衛生署警告：
致肺癌、心臟血管疾病及肺氣腫
董氏基金會 謹製

署推動「台灣地區菸害防制五年計劃」，結合行政院各部會及民間力量開始展開各項菸害防制工作；一九九七年三月，立法院三讀通過「菸害防制法」，強制規範菸品之促銷與廣告、販售方式與對象、吸菸年齡與場所、健康警語及尼古丁焦油含量標示，但當年九月生效執行後，發現原條文部分規範未周全，於是在二〇〇〇年提出修正草案，希望透過修法加強對菸品廣告促銷行為的管理、吸菸場所明確予以限制、罰責的加重、稽查的強化、醫療機構的戒菸諮詢與教育之服務，補強現有法令之不足。

另在二〇〇一年十一月十一日，國際貿易組織（ＷＴＯ）大會正式通過同意台灣加入成為會員，並於二〇〇二年一月一日生效。為因應加入ＷＴＯ，我國在二〇〇〇年三讀通過「菸酒稅法」及「菸酒管理法」的立法工作；由於考量調高菸品價格對控制菸品消耗量及青少年吸菸率是最有效的策略，因此，「菸酒稅法」第二十二條增列附徵菸品健康福利捐之規定，其中部分經費專款專用於國內的菸害防制工作。

健康福利捐的通過、同意每包菸品徵收五元的健康福利捐，其中有一〇%是專款專用於菸害防制工作，這是台灣史上第一次有專用於菸害防制工作的經費。如何有效運用以維護國人健康，是一重要議題。

衛生署國民健康局估計，健康福利捐每年可為衛生署帶來新台幣十億元的菸害防制經費。為了妥善運用這筆經費，衛生署邀集專家研擬菸害防制方案建議書，制定未來五年菸害防制的工作重點包括：「預防兒童、青少年抽菸」、「提高成人與孕婦的戒菸率」、「減少二手菸危害」與「建立支持菸害防制的基礎建設」，降低菸害相關死亡率與醫療費用支出等。衛生署國民健康局局長翁瑞亨表示，首先將由衛生署署立醫院先做表率，全面開設戒菸門診，讓癮君子能在專業人士指導下，擺脫菸癮。

此外，由於美國麻州及加州的經驗顯示，癮君子因病住院時，醫院若能順便提供戒菸治療，可大幅提高戒菸成功率，衛生署也考慮將這套住院戒菸模式引進國內，讓病人在住院時順便戒菸，建立健康的生活習慣。

趁著健康福利捐的開徵，造成菸品漲價，衛生署於是把二〇〇二年訂為全民戒菸年，請民眾乾脆就把妨礙健康的菸給戒了！而為了幫助抽菸族順利戒菸，國民健康局將推出一連串支持戒菸活動，不僅要在全台各署立醫院開設戒菸門診，還要和國際同步舉辦戒菸拿獎金活動。

翁瑞亨指出，台灣加入世界貿易組織後，依菸酒稅法規定，每包香菸將附徵五元菸品健康捐，再根據菸品健康福利捐分配辦法規定，七〇％用作健保安全準備金、二〇％分別用於社會福利及衛生保健，另外一〇％專款用於菸害防制，預估每年約有十億元。衛生署邀集學者研擬的「菸害防制方案」，就是希望能使經費使用達到最大效益。

董氏基金會執行長、慈濟大學教授葉金川指出，國內成年男性吸菸率為四七％、女性五％，而十二至十八歲男女青少年吸菸率分別為一一％及三％。每年約有一萬人因吸菸而死亡，每年健保相關給付費用高達一百八十億元。

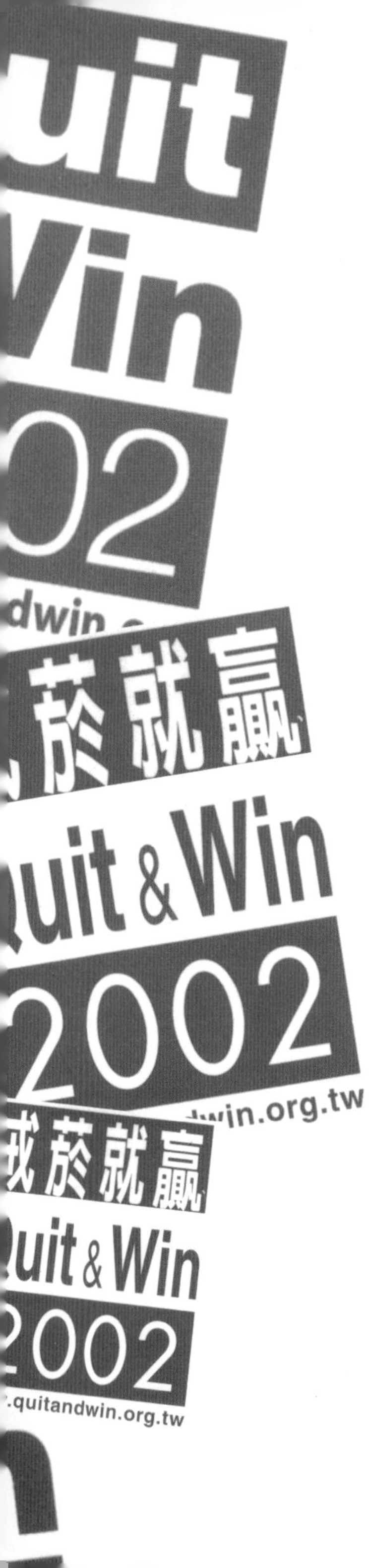

戒菸就贏

因此，為了強化癮君子戒菸的動機，國民健康局在二〇〇二年參與芬蘭衛生部主辦、世界衛生組織支持的「Quit & Win」（戒菸就贏）活動，讓我國民眾與全球近百個國家的民眾共同戒菸。參與此活動的戒菸者如獲國際主辦單位抽中，可獲得一萬元美金的高額獎金。同時，國內也在國民健康局的號召下，集合全國三百六十九個衛生所及醫事單位共同推動，而甫戒菸成功的李宗盛也擔任代言人，他在公益廣告上告訴大家，「現在開始不抽菸，來抽六十萬，四月二十五日前，找個見證人參加『戒菸就贏』，你和見證人就有機會抽中三十萬」，此活動之高額獎金也是由熱心的知名藥廠所提供，藉以鼓勵民眾參與，激發全民戒菸運動。

在「二〇〇二戒菸就贏」頒獎大會上，頒獎給九十三歲許團阿公的終身義工孫越說，台灣的戒菸工作已經做得很好了，現在連九十幾歲的老先生都可以把菸給戒了；年紀這麼大的人都能夠知道為了健康、為了家人得把菸戒了，台灣在反菸工作的推動上，確實做得比其他亞洲國家都要來得好，讓我覺得台灣真的很可愛。

此外，國家衛生研究院亦於二〇〇一年開始進行國內以實證為基礎之菸害白皮書研究，作為國內一完整的菸害相關調查資料研究報告。

不單台灣研擬種種對策，在國際間，世界衛生組織（ＷＨＯ）秘書長布郎蘭博士，曾在一九九八年的就職演說中特別強調菸品是殺手（Tobacco is a killer.），她也表示，吸菸將成為人類致死或失能的最重要因素，為此，她積極推動更強的聯盟關係以對抗菸品危害，因香菸管制無法透過單一政府完成，一九九九年五月世界衛生大會（ＷＨＡ）中提出制定「全球菸害防制公約架構」

（FCTC，Framework Convention of Tobacco Control），這是第一個由WHO發起、制訂的國際公衛條約；然而自一九九九年十月於日內瓦召開第一階段政府間協商組織會議以來，至二〇〇一年十一月第三階段會議開幕時，全世界已有八百三十多萬人死於菸品相關疾病，顯示制定公約及菸害防制的重要性。

我國於一九九七年完成的「菸害防制法」，在由學者、專家共同完成的「菸害防制方案建議書」中分析執行成效指出，九七年通過施行的菸害防制法第三條明文規定「我國菸害防制業務之主管機關在中央為行政院衛生署，在地方為各縣市政府」；同法第四條規定，「各級主管機關應設專責單位或專任人員。」然而，自菸害防制法施行以來，行政院衛生署因人力不足，並未設立專責單位，雖然在二〇〇一年七月成立了國民健康局，並於癌症防治組下設立菸害防制科，但面對龐雜的菸害防制業務，人力編制仍顯不足。另在二十五縣市政府衛生局配置辦理的人力不過三十四人，其中有部分縣市是以編制外人員辦理此項工作。

此外，菸害防制法雖已強制規範菸品之促銷與廣告、販售方式與對象、吸菸年齡與場所、健康危害警語標示、尼古丁焦油含量限制與標示，但鑑於條文部分規範未盡周全，未能完全達成菸害防制的目的，因而提出修正條文待立法院審查。

其他問題還有「菸品未能以價制量，造成吸菸者年齡不斷下降」、「缺乏專業團體有效反制菸商促銷策略」、「缺乏提供專業戒菸諮商機構、戒菸門診、戒菸班」、「相關醫療資源不足、未有完整的戒菸治療服務網路」、「公共場所抽菸行為的約束、二手菸害問題」等。

專款專用

如何規劃、執行台灣史上第一筆用於菸害防制的健康福利捐專款？衛生署邀集衛生行政人員、新聞媒體、公共衛生、衛生教育、醫療、諮商、研究機構等領域的專家、學者共同討論完成菸害防制方案建議書，內容包括建立菸害防制組織架構、制訂政策與健全法令、傳播宣導、菸害防制教育、戒菸服務網

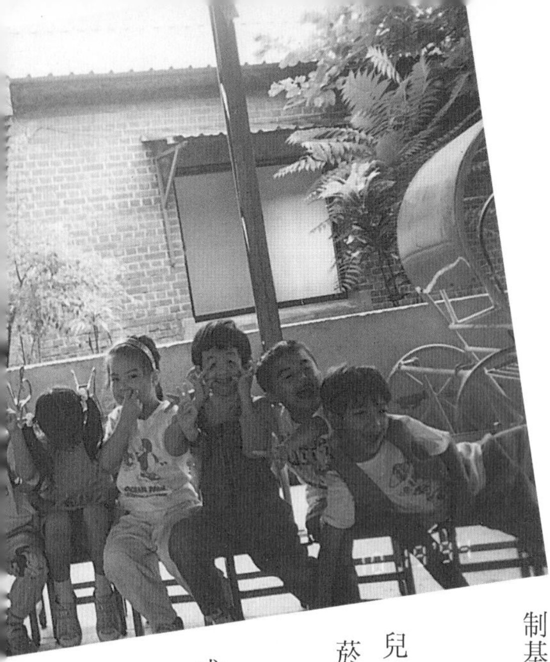

路、國際合作交流、研究／監測／資料庫、菸品成分檢測、人力資源培訓、加強執法等，針對未來政府如何規劃運用健康福利捐來進行菸害防制工作，提出未來五年內菸害防制工作重點，提供衛生主管機關政策及規劃之參考。

國民健康局局長翁瑞亨表示，這份五年計畫主要是在於預防兒童、青少年與婦女吸菸、提高成人與孕婦的戒菸率，並減少二手菸危害及建立支持菸害防制基礎建設，以降低菸害相關疾病的罹患率及死亡率。

在預防吸菸部分，包括減緩首次吸菸年齡的下降、降低兒童、青少年吸菸率、降低婦女吸菸率、降低特殊族群吸菸率。

提高戒菸率部分：提高吸菸者之戒菸意圖比率、提高成人戒菸率、提高特殊族群戒菸率、減少國人每年菸品消耗量。

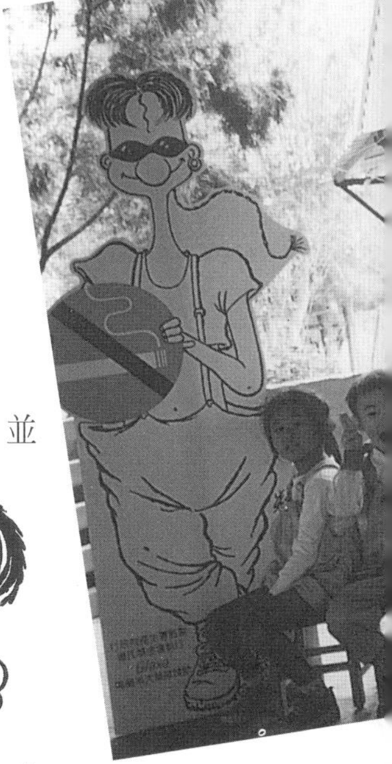

並透過減少在公共場所吸二手菸的比率、減少在學校吸二手菸的比率、減少在工作場所吸二手菸的比率及減少在家中吸二手菸的比率，達到減少二手菸危害的目的。同時建立推動菸害防制工作之組織架構、訂定菸害防制政策，健全菸害防制法令規章、加入政府

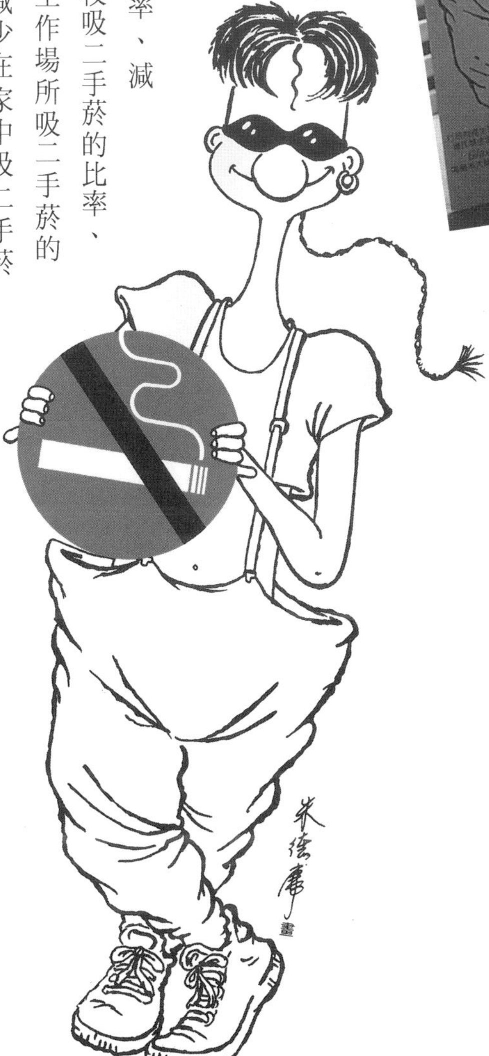

及民間國際組織團體，積極參與國際衛生工作、進行台灣菸害相關研究評估，建立菸害資料庫等方式，建立支持菸害防制之基礎建設。

期使青少年首次吸菸年齡從台大公衛學院李蘭教授一九九九年調查的十二・二至十三・九三歲，在二〇〇六年延至十三至十五歲；男性青少年（十二至十七歲）吸菸率從一九九九年的一一・三三％，降至二〇〇六年的一一％；青少女吸菸率從三・一六％降至三％；成人男性吸菸率從四七・二九％降至三六％；成人女性吸菸率從五・二三％降至五％。

為落實菸害防制目標，專家學者在策略上建議由七大項著手：

一、建議於行政院之下設立菸害防制指導委員會；由各專家、學者與各部會代表組成，負責菸害防制政策的建議與諮詢，以及跨部會的協調督導工作，和考評菸害防制成效。

二、於衛生署國民健康局內設立菸害防制辦公室，配置十名專責人員，並依行菸害防制方案所需人力，分階段增加，負責菸害防制政策的規劃、研修菸害防制相關法令、預算的編列、執法及菸品檢測的督導等。

三、設立菸害防制基金會。此基金會乃一財團法人性質之行政輔助單位，負責菸害防制教育及人力訓練之業務、辦理戒菸諮詢及戒菸治療業務、以及相關研究、資料庫、監測系統及國際合作的辦理、和傳播宣傳的加強。

四、地方主管機關菸害防制法執法人力配置每縣市衛生局至少配置有二名專責人員，辦理地方之菸害防制教育、傳播宣導及戒治等工作。

五、成立菸品檢測中心。

六、輔助非營利團體與學術團體的成立，並促使積極參與推動菸害防制業務。

七、成立一臨時性組織，推動初期菸害防制工作；由行政院衛生署國民健康局採任務編組方式，成立臨時性組織，如菸害防制基金會籌備小組，辦理基金會菸害防制事宜。

菸害防制的導航系統

有關未來五年菸害防制之政策與法令部分，董氏基金會執行長、慈濟大學教授葉金川認為在政策上的重點為，一、由國民健康局菸害防制部門及行政部門代表、相關專家擬定未來五年菸害防制政策方向。二、依建議方案，並參考國家衛生研究院菸害防制白皮書研究，發表行政院衛生署的菸害防制白皮書。三、由衛生署、外交部、經濟部合作成立「國際菸害防制架構公約」小組，推動台灣成為締約成員，與國際同步推動菸害防制工作。四、七〇％用於健保的菸品健康福利捐，應促中央健康保險局將其中部分費用用於吸菸病人尼古丁成癮及相關疾病的治療。

在法令上，則要收集各國菸害防制相關法規進行分析比較與研究，建立菸害防制相關法規資料庫。促成修法中的菸害防制修正草案盡速完成三讀。依FCTC預定於明年（二〇〇三）締約之內容進行未來菸害防制法的進一步修訂，像餐廳與工作場所的全面禁菸、菸草製品的成分與添加物標示、菸品廣告、促銷、贊助行為的嚴格限制，以及對菸商廣告、促銷、贊助經費、活動等行為之禁止等。以及修訂菸酒稅法、菸酒管理法、落實勞工安全衛生法、修訂學校衛生法、醫療法、落實兒童福利法及青少年福利法之菸害防制的執行等。

此外，菸害防制工作的推動，有賴傳播宣導的加強，以及教育的強化。在菸害防制教育部分，則針對學校、職場、社區、軍隊、看守所（監獄）均擬定相關防制及戒菸計畫。

在學校菸害防制上，長期關心校園菸害情形的台大公衛系李蘭教授建議，透過教育部成立專責單位，推動各級學校的菸害防制工作，並輔導各校成立菸害防制組織及督導其成效。擴大全面禁菸的範圍、編製校園菸害防制工作手冊、規劃菸害防制教育教材等，以期減少、進而消除兒童和青少年吸菸行為。

師大衛教系教授黃淑貞，則就職場菸害防制教育部分提出建言，計畫在五年內增加企業與員工對無菸環境的認知與支持。促使工廠遵守現行法令規定，共創無菸環境。減少（甚至消除）員工、顧客以及訪客暴露於環境菸害的機會。建議策略包括：鼓勵各職場設立菸害防制相關委員會執行工作場所的菸害防制。鼓勵各職場營造無菸的工作環境，包括建立菸害防制政策：如優先採用不吸菸人員、公司全面禁菸、公司附設販賣部不提供菸品等。

在社區菸害防制教育方面，除了建構並推廣無菸環境的意識和行動外，還要擴大拒吸二手菸群的力量；方法是規劃推廣社區的菸害防制工作、製編社區菸害防制工作指引等，並透過教育宣導、舉辦促成無菸社區的活動及社區志工人員的培訓達成無菸社區的目標。

其他如軍隊、看守所（監獄）等教育計畫，和校園、職場教育計畫相仿，期以專責單位的成立，進而擴大禁菸範圍、提供必要的戒治協助，期使吸菸人口減少甚至消失。

此外，還有成立全國性戒菸諮商中心、開發二十四小時的線上服務網路、成立全國性戒治中心等方式，增加使用戒治服務人次與成功戒菸人數，以及有效執行菸害防制法，以保護民眾免於菸害。

國家衛生研究院溫啟邦研究員也提及，國內既有的菸害研究在質與量上都極為有限，尚未有一機構或組織針對菸害研究作一全盤性的規劃與整合，更重要的是，缺乏菸害相關研究資料庫，整體研究方法及水準都有待提升，因此在研究資料庫與監測系統的建立上也是未來必須強化的重點。

另外，台灣近年來並未積極參與其他國際菸害防制相關工作、台灣也未發展出成功的菸害防制教育與戒菸治療等計畫，未來如何積極參與國際合作並取得國際相關團體的支持與技術移轉，是台灣未來在菸害防制上的重點。

台灣在一九八九年六月成立了亞太拒菸協會（ＡＰＡＣＴ），領導並協助亞太地區國家進行反菸運動；但過去十多年來，台灣逐漸在ＡＰＡＣＴ各項活動中失去主導地位。菸害防制方案建議書中，美國杜蘭大學教授陳紫郎提議在未來五年內，藉由與外交部合作成立國際醫藥衛生合作基金會（International Health Foundation），進行國際交流；包括與美國疾病管制局(ＣＤＣ)和吸菸與健康辦公室(ＯＴＨ)合作，建立台灣相關組織、與ＣＤＣ合作，發展台灣青少年菸害防制計畫、與國外戒菸計畫合作，發展台灣的戒菸計畫等。

期望透過此項五年計畫的執行，在二〇〇六年以前，經由對各階層進行菸害防制教育宣導下，確實達到預防兒童與青少年吸菸、減少環境中二手菸的危害、擴大拒絕吸菸與拒吸二手菸的社會意識；而在菸害防制的基礎建設方面，期望透過菸害防制相關研究與監測的進行，建立國內完整的菸害相關資料庫，並積極參與國際組織與國際衛生活動，與國際衛生相關團體共同致力於推動世界無菸環境。

重返WHO的跳板

世界衛生組織（WHO）秘書長布郎蘭博士，為了在新世紀控制菸品擴散及其對人類健康造成更大的危害，於一九九九年五月世界衛生大會(WHA)中提出制定「全球菸害防制公約架構」(FCTC，Framework Convention of Tobacco Control)，自一九九九年十月於日內瓦召開第一階段政府間協商組織會議以來，在二〇〇一年十一月第三階段會議開幕時，全世界已有八百三十多萬人死於菸品相關疾病，超過原先預估每八秒死亡一人的速度，顯示制定公約及菸害防制的重要性。

我國於一九九七年完成菸害防制法的立法，並於二〇〇〇年提出修正案（截至二〇〇二年六月仍在立法院審查中），菸酒稅法也於二〇〇〇年三月通過；該法明文規定，菸品應附徵健康福利捐。

我國已於二〇〇二年加入世界貿易組織，隨著菸品健康捐的開徵，使台灣菸害防制工作邁入新里程。

重返世界衛生組織，與世界各國分享台灣在公共衛生方面的成就與經驗，並給予需要接受協助的國家支援，是我國多年來一貫的主張與努力的目標，多年來我國無法以國家的名義出席ＷＨＯ的相關會議，二〇〇一年十一月透過外科醫學會總會（International College of Surgeons）的邀請，外科醫學會理事長李俊仁等人代表衛生署以該會的名義，參加第三階段政府間協商組織會議。與會者有一百六十八個會員國，二十六個非政府組織及其他政府間組織等約七百五十九人，由主席團主席巴西駐日內瓦大使 Mr.C.L. Nunes Amorim 代表ＷＨＯ秘書長 Gro Harlem Brundtland,M.D. 致詞，表示自一九九九年十月第一階段會議以來，全球已有八百三十萬人死於菸品相關的疾病，在二〇〇〇年一年中造成四百二十多萬人死亡，其危害的程度超過原先的預估；在全球的菸品使用調查中發現，超過五十個國家兒童吸菸的比例持續增加中，在十三至十五歲的學生族群中，吸菸的比率介於一〇至六〇％之間，而該年齡層的吸菸者有二〇％是在十歲以前就開始吸菸，根據研究顯示，愈早吸菸者，愈容易成癮且成為重度吸菸者，並且也較容易死於菸品相關疾病。在期間菸品製造商也進行反制行動，企圖破壞公約的制定，ＷＨＯ於二〇〇一年的世界衛生會議（ＷＨＡ）中提出支持方案，協助世界各國共同打擊菸品製造商所進行的破壞公約制定的任何活動。

全球公衛界最注目的ＦＣＴＣ

「全球菸害防制公約架構」（FCTC，Framework Convention of Tobacco Control）是世界衛生組織首次發起的國際公衛條約，預計將於二〇〇三年通過，這項公約的相關條文包括賠償和責任、制定公約之提案或是修正之發展模式，及公約最終條款之簽署、採認、生效模式等。在菸品價格之外降低菸品需求的方法上，目前有共識部分包括保護不吸菸者的權益，尤其是小孩、老人及其他易被動吸菸者。此外，在菸品的包裝與標示上，包括有害物質、健康警語等標示的標準、面積及使用語言等也多有共識。而在宣導與教育方面，讓相關族群了解菸品造成的危害以及戒菸對健康的好處，並強調在政府部門工作的人員，應接受菸害防制的相關訓練，藉以協助共同推展菸害防制工作，同時不得讓菸品製造商參加菸害防制相關的衛教活動。

在菸品銷售規範上，打擊菸品及菸草非法貿易（走私、仿冒等）是控制菸品擴散的重要方法，加強區域間、國際間制定法律規範及充分合作已在公約會員國討論中達成共識，此外，在菸品輸出之外盒標示上，多數代表都支持應於外盒標示生產國製造、製造批號及只准於進口國或區域內銷售之文字，以防止仿冒及走私菸品。有關走私菸品的處理，有人主張銷毀，有人主張課稅後仍可販售。另為打擊走私菸品及防止販賣給未滿十八歲的青少年，第三階段會議中有人認為公約中可以針對菸品零售商等規範需有販賣許可證才可販賣。

在菸品危害的監視和研究、資訊交流上，已獲兩點共識，包括建立各國菸品消耗與各國之社會、經濟及健康指標間關係的流行病學調查監視之資訊，並發展一套有關菸品危害監視資訊之收集、分析與傳播的標準模式，隨時更新資訊。以及對開發中國家進行菸害監視研究及資訊交流活動，給予技術及經費上的協助。

在公約執行規範上，同意給予原先以菸草種植為主的國家適當的經濟及技術協助，以利其轉型。而在此公約精神與國際貿易的規範相牴觸時，兩者間的效力，尚待討論，因為主張公共衛生高於商業利益者與反對者各執一詞，仍待磋商。

在會員國的義務上，規範締約國應運用各種方法執行公約規定，進行菸害防制工作。

在以菸品價格及稅金方法降低菸品需求部分，由於事涉各國商業交易，在價格及免稅菸品部分，協商代表各有立場，並無共識。在提高菸價（稅）部分，多數均認同是控制菸草擴散的方法，但在公約條文擬定過程中，認為要求締約國透過協調來決定菸價（稅）是很困難者有不少代表，雖然也有不少代表同意、支持以協調方式訂出菸價、菸稅，但仍待最後裁決。而在各締約國是否可存在販售免稅菸品部，主張不可存在與贊成存在者各有堅持，有待最後討論才能決議。

在事涉是否要對菸品製造商求償、是否要追溯菸品製造商責任、賠償機制的建立是否與其他公約的賠償條款有相容或違背之處等「賠償和責任」部分的討論，因為事關各締約國政治、經濟、法律等多層面，此條文重要性極高，但要形成共識不易，尚待進一步權衡各主客觀條件分析討論才能定案。

綜觀公約制定大項，其內容牽涉各國經濟、貿易、法令、文化及公共衛生等面，為與國際同步，我國目前相關法令及現況，必須加緊腳步趕上。我國菸害防制法實施已有五年多，修正案目前正在立法院修法中，未來國內相關法令是否與此國際公約有相衝突之處？我國如何在兼顧國家貿易等利益及保障國人健康考量下，執行菸害防制工作？為與國際同步推動菸害防制，在菸害防制方案建議書中建議，未來相關部會有必要跨部會合作，成立推動台灣成為締約成員的推動小組，研擬相關因應措施。

提升全民衛教成效

為提升全民衛教的成效，衛生署已經成功地整合四個衛生署與所屬單位，成立國民健康局。並於衛生署內成立衛生教育推動委員會，整合目前分散於衛生署各單位的衛教計畫，以及推動跨部會合作的工作；於國民健康局內部設置「衛生教育中心」，來統合全國衛生教育的宣導資源。希望以更有效率的組織團隊推動全民的衛教，其中菸害防制科即設於國民健康局癌症防制組之下。

國民健康局首任局長翁瑞亨表示，因考量民眾的健康需求已經轉變，我國衛生政策的走向也從注重醫療服務轉向促進民眾的健康，以促進健康及預防疾病代替傳統的診斷與治療；以購買「健康」代替購買「治療」，並將健康促進政策列為衛生署優先的施政項目，希望藉由有組織、整體性的完整規劃，有系統的來推動衛生教育與健康促進的工作。

除此之外，國家衛生研究院亦自二〇〇一年起，著手進行國內以實證為基礎的菸害白皮書研究工作，作為國內最完整記錄菸害相關調查資料之研究報告。

白皮書的草擬除記錄菸害相關調查外，如何達到全民共創無菸的清新世界也是白皮書中致力達成的目標，以保障國人健康。

至目前為止，已經有明顯的調查和研究報告證實，吸菸會令心臟的跳動加快、血壓升高、加重心臟的負荷、加速血管硬化、脂肪在血管內壁積聚，令血管容易堵塞。其實不論是不是心臟病患者，吸菸都是百害而無一利的。

另依據衛生署國民健康局人口與健康調查研究中心二〇〇〇年的調查顯

示，我國青少年的吸菸率，男性為二〇．一%，女性為四．一%。對青少年健康殘害頗鉅。

目前國民健康局菸害防制部門已召集行政部門代表、相關專家擬定未來五年菸害防制政策方向（菸害防制方案建議書），未來將進一步依建議內容，並參考國家衛生研究院正著手進行中的菸害防制白皮書研究，發表行政院衛生署的菸害防制白皮書，共創全民拒菸、環境無菸的新境界。

除了政府部門的帶領外，民間的反菸力量也不會停歇。後半輩子致力於反菸工作的董氏基金會，在反菸工作的推動上，從孤軍奮戰到形成運動，乃至立法約束，董事長嚴道說，他仍要再接再厲，他理想中的反菸成果，就是真正做到連一根菸都沒有的無菸環境。董氏基金會執行長葉金川坦承，菸品不同於毒品，現階段要消滅它並不可能，努力個二十年應該是可以達到「我不會受到任何我不想吸到的二手菸害污染」的一天，所以在無菸世界來臨前，我們要做的事還很多。

大事紀

1984年

◆五月十九日董氏基金會正式成立。

◆舉辦「吸菸或健康決定權在你」系列座談及演講。

◆十一月起，於台北市各國中舉行「吸菸或健康」巡迴展，為第一波進入校園的菸害教育資訊。

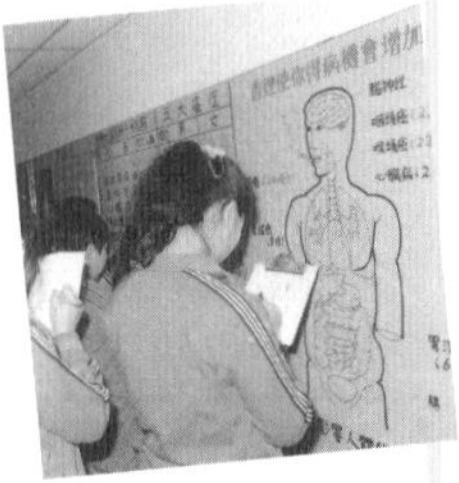

1985年

◆全國拒菸海報選拔。

◆舉辦全國菸害警語選拔，得到熱烈回響。

◆編譯菸害專刊及手冊。

1986年

◆由影帝孫越擔任義工，推出「人人有權拒吸二手菸」。

◆知名兒童節目主持人陶大偉，用唱遊方

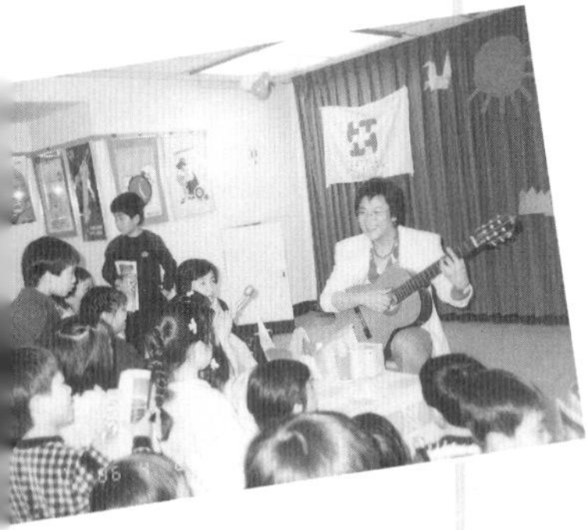

式向兒童宣導菸害。

◆發動數百名女童軍於台北街頭宣揚拒菸。

◆安排日本知名菸害研究專家平山雄博士來台與學界交流。

◆邀請《菸幕》一書作者彼得．泰勒來台宣導。

◆舉辦「一一〇八拒菸日」，於北、中、南宣導菸害。

1987年

◆舉辦座談，促請政府規定菸品廣告需刊登警語。

◆推動速食店禁菸。

◆舉辦「兒童認識菸害」有獎徵答，超過十萬名兒童參加。

◆六三禁菸節時，特製巨型禁菸熱氣球於國父紀念館廣場升空。

◆參加世界衛生組織「第六屆吸菸或健康大會」。

◆舉辦戒菸班，並由藝人孫越、凌峰帶頭成立「戒菸俱樂部」。

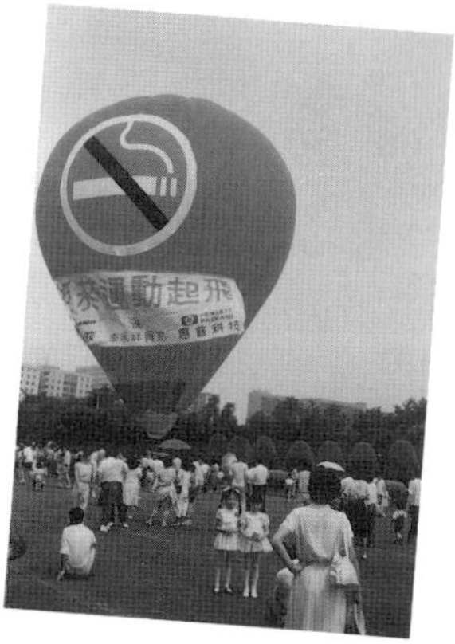

◆為讓青少年遠離菸害，與大專院校合作「跳動一百，無菸舞會」。
◆完成第一部本土菸害教育宣導短片「魔鬼在後面」。

1988年

◆成立「中華民國拒菸聯盟」，團結抵抗進口菸品的廣告促銷。
◆發起「醫院全面禁菸」運動。
◆調查國內五百大企業的禁菸措施及菸害認知。
◆為六萬名青少年舉辦「無菸演唱會——動感搖滾夜」。
◆開設青少年戒菸團體，召集吸菸少年戒菸。
◆舉辦台北市國小學童拒菸演講比賽。
◆協助晨曦會戒毒中心募款及籌建。
◆進行校園拒菸演講宣導二十場次。

1989年

◆於國內各大報斥責雲絲頓香菸，以阻止菸商用五包菸盒兌換演唱會入場券的

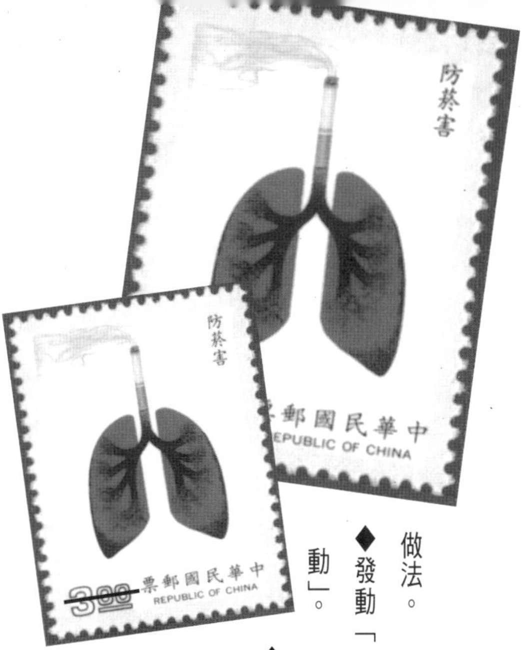

做法。

◆發動「抗議美國輸出癌症與死亡」的全省「十萬人拒菸簽名運動」。

◆抗議肯特香菸舉辦「買KENT抽賓士車」活動，直至菸商取消活動。

◆組成愛心媽媽拒菸小組，協助輔導吸菸少年。

◆由郵政總局協助發行一千萬張菸害紀念郵票。

◆六月十二日，在台北成立亞太地區拒菸協會，嚴道為首屆主席。

1990年

◆發動台北縣市共一百多位未滿十八歲的中學義工，分別至八百五十處販菸場所購菸，結果學生全部購得菸品，做為促請研擬菸害防制法的重要依據。

◆參加澳洲召開的「第七屆吸菸或健康大會」，會中嚴道獲得泰國政府公共衛生部部長頒獎。

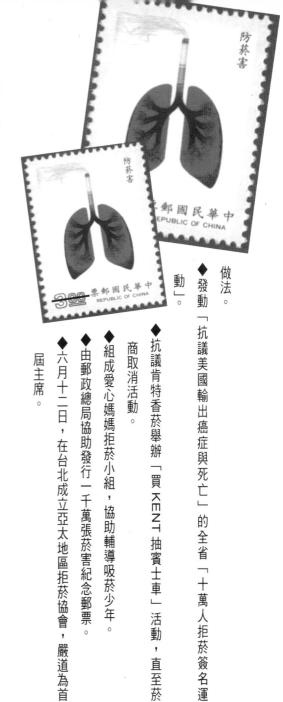

◆以董氏基金會為首的「中華民國拒菸聯盟」，向行政院長郝柏村陳情，要求取消軍中配菸，並獲善意回應。
◆邀請雲絲頓前廣告明星大衛・高立茲來台，鼓勵青少年勇於拒菸並揭穿菸商真面目。
◆結合國內近三十家唱片有聲出版公司共同支持反菸毒運動，並將「一時好奇、毒害終身」的標語貼在錄音帶上。
◆歌手薛岳在癌症末期完成「尊重生命」公益影片。
◆舉辦六三禁菸節演唱會，當時的內政部部長吳伯雄，當眾宣布戒菸並立志成為拒菸終身義工。
◆演藝人員、政要帶領青少年於西門町商圈進行剪菸、焚菸、踩菸大型活動。

1991年

◆開始接受民眾以電話方式作戒菸諮詢。
◆結合成龍、王祖賢、馬英九、吳伯雄等知名政界、演藝界人士，推出「拒絕安非他命，向安非他命說不」公益廣告文宣。

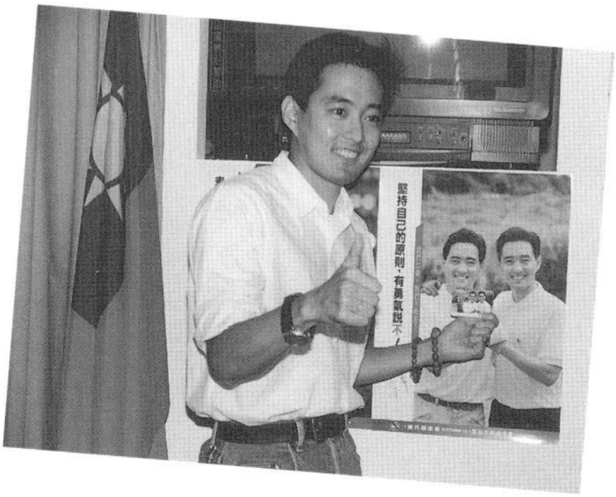

◆於全省設立一百個戒菸站。

◆推出「健康青年」及「成熟青年」公益廣告及海報。

◆參加由韓國主辦的第二屆亞太地區拒菸協會研討會。

◆由藝人李明依、李志奇及李志希推出「我×歲，我不吸菸」的公益廣告及海報文宣。

◆組成「公共場所禁菸推動小組」，拜會各部會首長，使政府單位率先禁菸。

◆中華民國社會運動協會「第一屆和風獎」，董氏基金會獲得「傑出社會風氣改善獎」。

◆培訓教師及教官落實校園拒菸運動。

1992年

◆舉行「亞太地區拒菸協會理事會特別會議」，邀美、日、韓、港、泰理事出席，譴責美國政府不當以三〇一法案一再要求台灣開放更多菸品廣告。

◆在美國三大報刊出「勿讓友誼『菸』消雲散」等大幅廣告，引起國際媒體的關切。

◆致函四百餘位美國參眾議員，表達國人反對美國用菸品平衡貿易，罔顧我國民健康的作法。

◆抗議美國政府不當以三〇一法案一再要求台灣開放更多菸品廣告，於國內推出「珍惜友誼、拒絕菸害」的系列公益廣告。

◆在台北舉行中美菸酒談判時，結合十六個民間團體至國貿局，向美國談判代表遞抗議信，強烈抗議美方阻撓我國禁止菸品廣告的立法。

◆參加阿根廷布宜諾艾利斯召開的「第八屆吸菸或健康大會」。

◆「六三禁菸節——淨化校園」活動，由八位偶像赴校園宣導拒菸，並代表本會致贈「菸害教具——吸菸小傻瓜」給全世界學生人數最多的秀朗國小。

◆衛生署、救國團與董氏基金會共同發起不吸菸運動，發行「禁菸見證卡」。

1993年

◆由孫越、陳淑麗、吳伯雄三位終身義工拍攝拒菸公益廣告及海報，強調讓孩子「從懂事學拒菸」。

◆於西門町商區舉辦「支持政府制定菸害防制法」活動，由演藝人員帶隊為五百餘家商店張貼「不販售菸品予未滿十八歲者」標示。

◆董氏基金會獲第一屆全國十大公益獎的「生活品質」獎。

◆由李登輝總統和偶像伊能靜、潘美辰、林志穎、黃平洋帶領兩千五百位青少年於中正紀念堂廣場前，拍攝拒菸廣告、宣示「Just Say No to Smoking」，造成全國由上而下共同拒菸的風潮。

◆發行「我X歲，我不吸菸」的拒菸身分證，超過二十萬人索取。

◆協助菲國舉辦「第一屆菲國吸菸或健康大會」。

◆漫畫家朱德庸設計的拒菸人物「徐則林」誕生。

◆發動全民給立法委員一封信，促請「菸害防制法草案」盡速通過。

◆六三禁菸節起，拒菸人物「徐則林」

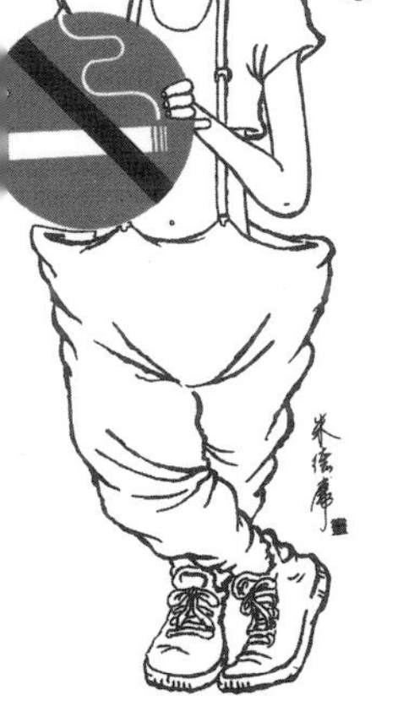

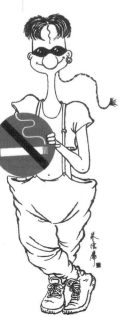

的大型立牌，林立於醫院、學校、政府部門等禁菸場所入口處。

◆與駕駛公會、車行合作，贈送徐則林禁菸書報套給計程車駕駛。

◆參加日本召開的「第三屆亞太地區吸菸或健康大會」，世界衛生組織特派代表頒贈禁菸有功獎章予「亞太地區拒菸協會」，由創辦人也是董氏基金會董事長嚴道代表接受。

1994年

◆藝人L.A.BOYz與「徐則林」拍攝拒菸公益廣告及海報，傳達「嘸呷菸，阮愜意」的想法。

◆菸害防制法草案一讀通過。

◆董氏基金會成立十週年感恩會。

◆邀請美國公共衛生署署長庫布博士來台訪問，借重其於美國豐富的領導拒菸經驗，協助國內菸害防制工作。

◆發動電視台、報社、廣播節目及雜誌社等國內媒體，共同宣揚「五月三十一日世界禁菸日」的訊息。

1995年

◆知名港星張學友配合董氏基金會到幼稚園宣導拒菸。

◆五月三十一日世界禁菸日，九大航空公司負責人宣示、簽署禁菸協議，確定從七月一日起，比國際民航組織建議提早一年完成航空器禁菸行動。

◆美國防癌協會華人分會來訪，請求協助華裔美人戒菸工作。

◆帶領演藝界義工赴台北榮總戒菸門診學習助人戒菸技巧。

◆配合世界衛生組織主題，邀請關之琳、郝劭文等代言，推動「女性拒菸」工作。

1996年

◆發動五月三十一日世界禁菸日起，全國十七家公民營汽車客運九千部客運汽車全面張貼大型禁菸標示，並成立共同申訴專線。

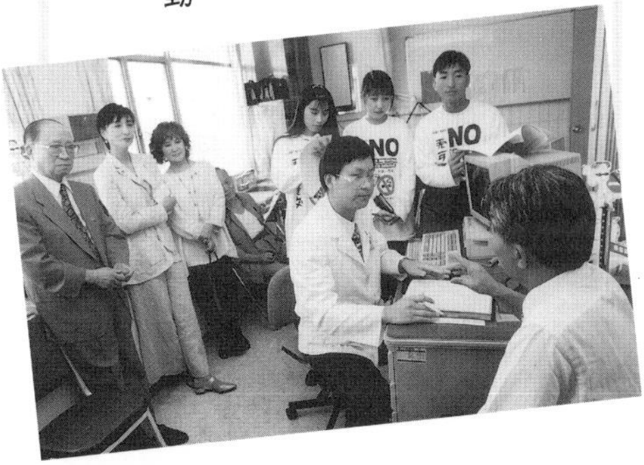

◆配合世界衛生組織主題，推動「無菸體育、藝文」工作，邀請庾澄慶及宏國、裕隆五位職籃明星選手做「我運動、我不吸菸」系列宣導及呼籲。
◆協助規劃台北市政府大樓全面禁菸。
◆應美國防癌協會之邀，終身義工孫越、陳淑麗等組團，赴美國紐約、新澤西、舊金山、洛杉磯等華埠，協助華人推廣拒菸、戒菸工作。

1997年

◆邀請陶晶瑩等七位名人拍攝「拒菸之星對話集」影帶，透過教育部列為全國國中、高中職拒菸教育指定教材。
◆舉辦全國「十大禁菸績優場所選拔」。
◆三月四日，「菸害防制法」三讀通過。
◆北京召開的第十屆世界吸菸或健康大會籌備會主席及一位副主席來台共商菸害防制相關工作。
◆針對青少年推出「正因為年輕，我，選擇不一樣」廣告、海報文宣。
◆舉辦「認識菸害防制法有獎徵答活動」。

◆九月十九日菸害防制法全面執行。

◆發動「連鎖超商拒賣菸品予未滿十八歲者」。

◆推出公共場所禁菸之「電梯篇」及「醫院篇」，提醒國人「菸害防制法已全面施行」。

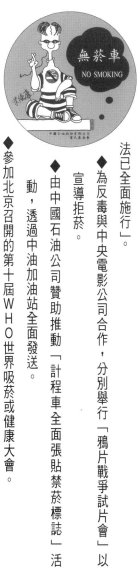

◆為反毒與中央電影公司合作，分別舉行「鴉片戰爭試片會」以宣導拒菸。

◆由中國石油公司贊助推動「計程車全面張貼禁菸標誌」活動，透過中油加油站全面發送。

◆參加北京召開的第十屆WHO世界吸菸或健康大會。

1998年

◆推出趙自強「健康新主張，戒菸當自強」的公益廣告、單張及海報系列文宣。

◆民間團體至衛生署以實物檢舉十八件洋菸贈品違規案件。

◆請求支持於菸酒稅法草案中加徵「健康福利捐」。

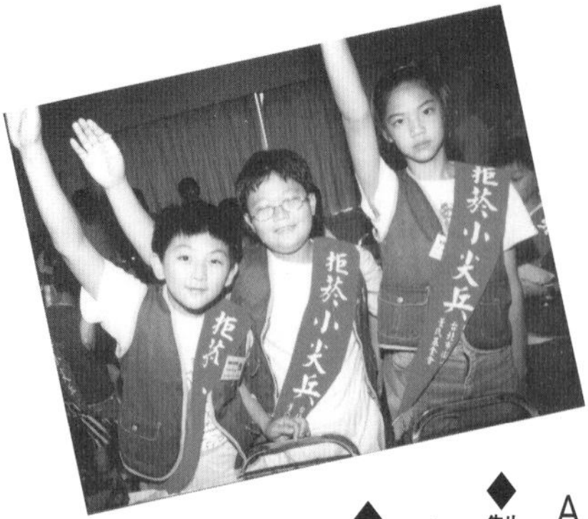

◆本會董事長嚴道暨執行長葉金川拜會美國在台協會（AIT），尋求AIT支持菸品開徵健康捐。

◆製作菸害教具「吸菸小傻瓜」及配合使用手冊，分送全國幼稚園、國小、國中、高中職、大專院校。

◆五月三十一日，配合世界衛生組織主題「在無菸環境中成長」，舉辦「拒菸小尖兵」培訓。

◆協助吳培明全家控告西北航空公司，成為國內首宗因二手菸害求償之司法案件。

◆本會應國建會邀請，赴美談國內菸害防制工作的規劃與發展。

◆參加菲國主辦的第五屆亞太地區拒菸協會。

1999年

◆本會與一百七十二個民間團體促請每包菸品開徵十元菸品健康福利捐。

◆舉辦「雪茄菸——隱形殺手」座談會。

◆為配合世界衛生組織五月三十一日世界禁菸日主題「戒菸」，推出以「戒菸好、沒煩惱」為題之兩支公益廣告及海報文宣。

◆促請公賣局確實停產五二〇我愛你香菸。

◆在台北舉辦亞太拒菸協會十週年年會暨學術研討會。

2000年

◆邀請巨星張惠妹小姐擔任千禧年星座拒菸代言人，並邀請十二位不同星座且深受青少年歡迎之名人，製成「巨星談拒菸」上、下集宣導帶。

◆三月二十八日，立法院最後協商決議每包菸品開徵五元健康福利捐。

◆協助國內首宗菸害及歧視控告西北航空案，四月二十八日，向最高法院提出第三審上訴。

◆泰皇為感謝嚴道董事長成立APACT幫助泰國，特頒贈「泰皇最高三等司令勳章」予嚴道董事長。

◆第十一屆世界菸草健康大會（World Conference on Tobacco Health）。

2001年

◆本會等十七個民間團體聯合召開記者會，促請台北市政府等二十五個縣市首長尋求合法途徑，在美國法院向國際菸草公司提起菸害訴訟！

◆辦理立法院戒菸班，幫助吸菸的立委及立法院同仁戒除菸癮。

◆邀請成龍先生擔任「國際拒菸大使」，推動國際拒菸活動。

◆完成衛生所委託的「菸害防

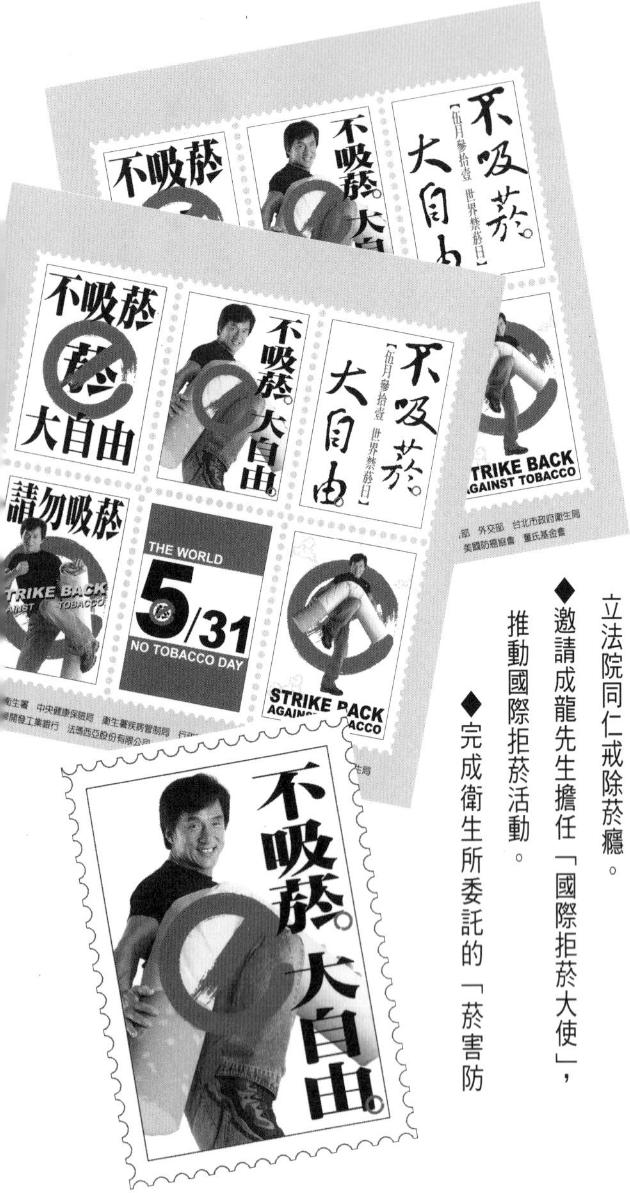

不吸菸 大自由
不吸菸。大自由。
【伍月參拾壹 世界禁菸日】
請勿吸菸
STRIKE BACK AGAINST TOBACCO
THE WORLD
5/31
NO TOBACCO DAY

制方案建議書」。

◆赴香港參加第六屆亞太地區拒菸協會。

◆於聖誕假期推出「傳e卡A大獎」活動。

2002年

◆上半年，推動國際「2002 Quit & Win戒菸就贏」活動。

◆促請民間團體版的「菸害防制法修正草案」條文順利通過。

Quit & Win 2002
www.quitandwin.org

國家圖書館出版品預行編目資料

菸草戰爭 = The tobacco war of taiwan
/ 林妏純、詹建富. -- 初版. -- 臺北市 :
董氏基金會, 2002〔民91〕
面； 公分.

ISBN 957-41-0417-6 (平裝)
1. 煙癮與戒煙
411.84 91012813

菸草戰爭

發 行 人◎嚴 道
策 劃◎葉金川
作 者◎林妏純、詹建富
總 編 輯◎葉雅馨
執行編輯◎陳怡君、黃惠玲、林清麗

出 版 者◎財團法人董氏基金會
地址：105台北市復興北路57號12樓之3
電話：02-27766133 傳真：02-27522455
網址：www.jtf.org.tw
郵撥帳號：07777755 財團法人董氏基金會
法律顧問◎志揚國際法律事務所吳志揚主持律師
美術編輯◎莊士展 電話：02-87320348
印 刷 廠◎椿峰印刷 電話：02-27979097
總 經 銷◎展智文化事業股份有限公司
地址：220台北縣板橋市松江街21號2樓
電話：02-22518345

定價◆新台幣250元
(缺頁、破損或裝訂錯誤，請寄回更換)
初版◆2002年8月

董氏基金會出版品介紹

·悅讀心靈系列·

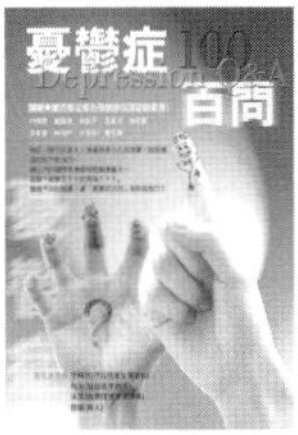

憂鬱症百問

定價／180元
作者／董氏基金會心理健康促進諮詢委員
胡維恆、黃國彥、林顯宗、游文治、林家興、張本聖、林亮吟、吳佑佑、詹佳真

憂鬱症與愛滋、癌症並列為廿一世紀三大疾病，許多人卻對它懷有恐懼、甚至感覺陌生，心中有很多疑問，不知道怎麼找答案。「憂鬱症百問」中蒐集一百題憂鬱症的相關問題，由董氏基金會心理健康促進諮詢委員審核回答。書中提供的豐富資訊，將幫助每個對憂鬱情緒或憂鬱症有困擾的人，徹底解開心結，坦然看待憂鬱症！

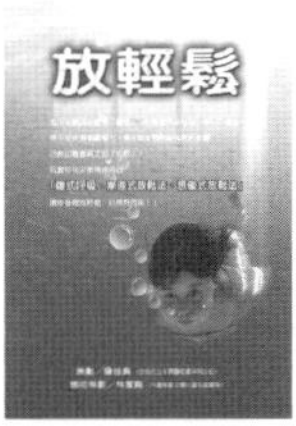

放輕鬆

定價／230元
策劃／詹佳真　　協同策劃／林家興

忙碌緊張的生活型態下，現代人往往都忘了放輕鬆的真正感覺，也不知道在重重壓力下，怎麼讓自己達到放鬆的境界。「放輕鬆」有聲書提供文字及有音樂背景引導之CD，介紹腹式呼吸、漸進式放鬆及想像式放鬆等放鬆方法，每個人每天只要花一點點時間練習，就可能坦然處理壓力反應、體會真正的放鬆！

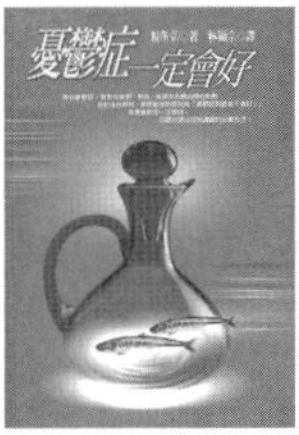

憂鬱症一定會好

定價／220元
作者／稅所弘　　譯者／林顯宗

憂鬱症是未來社會很普遍的心理疾病，但國人對此疾病的認知有限，因此常常錯過或誤解治療的效果。其實只要接受適當治療，憂鬱症可以完全治癒。本書作者根據身心合一的理論，提出四大克服憂鬱症的方式。透過本書的介紹、說明，「憂鬱症會不會好」將不再是疑問！

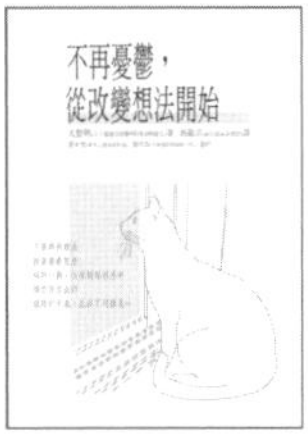

不再憂鬱
從改變想法開始

定價／250元
作者／大野裕　　譯者／林顯宗

被憂鬱纏繞時，是否只看見無色彩的世界？做不了任何事，覺得沒有存在的價值？讓自己不再憂鬱，找回活力生活，是可以選擇的！本書詳載如何以行動來改變觀點與思考，使見解符合客觀事實，不被憂鬱影響。努力自我實踐就會了解，改變---原來並不困難！

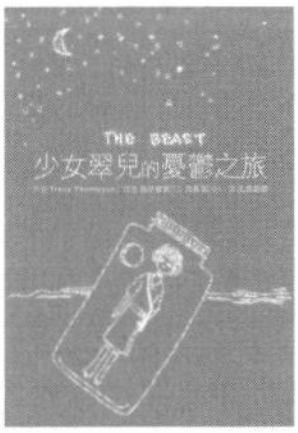

少女翠兒的憂鬱之旅

定價／300元
作者／Tracy Thompson　　譯者／周昌葉

「它不是一個精神病患的自傳，而是我活過來的歲月記錄。」誠如作者翠西湯普森(本書稱為翠兒)所言，她是一位罹患憂鬱症的華盛頓郵報記者，以一個媒體人的客觀觀點，重新定位這個疾病與經歷－「經過這些歲月的今天，我覺得『猛獸』和我，或許已是人生中的夥伴」。文中，鮮活地描述她如何面對愛情、家庭、家中的孩子、失戀及這當中如影隨形的憂鬱症。

·ㄏㄨㄚˋ心情繪本系列·

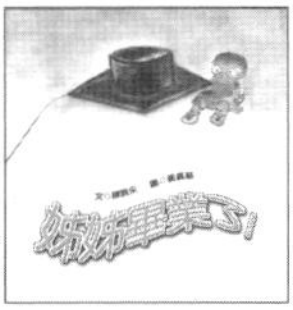

姊姊畢業了

定價／250元
文／陳質采　　圖／黃嘉慈

「姊姊畢業了」是首本以台灣兒童生活事件為主軸發展描寫的繪本，描述姊姊畢業，一向跟著上學的弟弟悵然若失、面臨分離與失落的心情故事，期盼本書能讓孩子從閱讀中體會所謂焦慮與失落的情緒，也藉以陪伴孩子渡過低潮。

·保健生活系列·

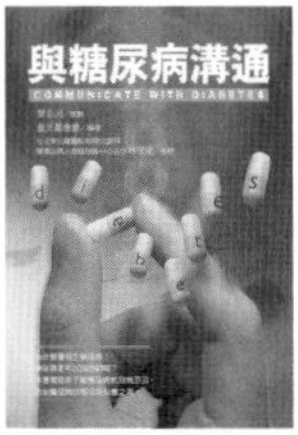

與糖尿病溝通

定價／160元
策劃／葉金川　　董氏基金會／編著

為關懷糖尿病患者及家屬，董氏基金會集結《大家健康》雜誌相關糖尿病的報導，並加入醫藥科技的最新發展，以及實用的糖尿病問題諮詢解答，透過專業醫師、營養師等專家精彩的文章解析，提供大眾預防糖尿病及患者與糖尿病相處的智慧；適合想要認識糖尿病、了解糖尿病，以及本身是糖尿病患者，或是親友閱讀！

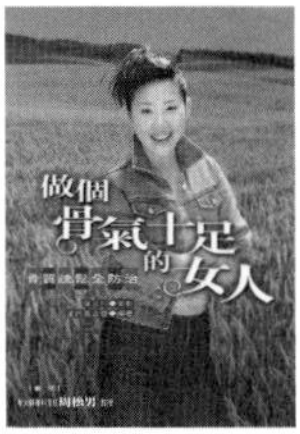

做個骨氣十足的女人
骨質疏鬆全防治

定價／220元
策劃／葉金川　　審閱／周松男

骨質疏鬆默默地在人體進行，造成骨折，甚至死亡的嚴重後果，WHO已於去年宣告骨質疏鬆症為「無法忍受的流行病」。本書具體說明骨質流失的原因、症狀、危險族群及相關的併發症，並闡述藥物治療的新趨勢，幫助讀者深入了解骨質疏鬆症，以及實際提供預防之道。

·其他出版品·

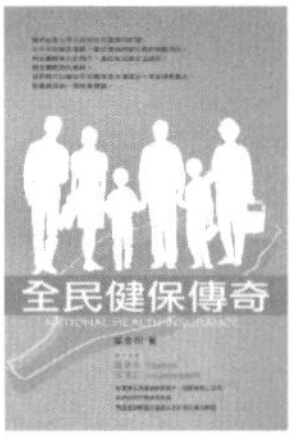

全民健保傳奇

定價／220元
作者／葉金川

健保從「爹爹（執政的民進黨）不疼，娘親（建立健保的國民黨）不愛，哥哥（衛生署）姊姊（健保局）沒辦法」的艱困坎坷中開始，但在許多人努力建構後，它著實照顧了大多數的人。此時健保正面臨轉型，你又是如何看待健保的？

《全民健保傳奇》介紹全民健保的全貌與精神，健保局首任總經理葉金川，以一個關心全民健保未來的角度著眼，從制度的孕育、初生、發展、成長，以及未來等階段，娓娓道出，引導我們再次更深層地思考，共同決定如何讓它繼續經營。

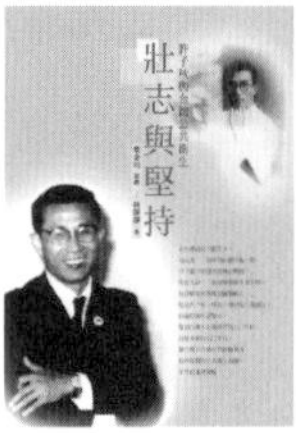

壯志與堅持
許子秋與台灣公共衛生

定價：220元
作者：林靜靜

許子秋，曾任衛生署署長，有人說，他是醫藥衛生界中唯一有資格在死後覆蓋國旗的人。本書詳述他如何為台灣公共衛生界拓荒。

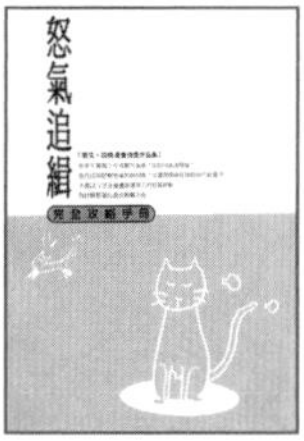

『怒氣追緝』完全攻略手冊

定價：200元
作者：董氏基金會編

這是一本集合許多人共同的怒氣經驗，分為兒童青少年及成人組，以短文與漫畫呈現，是本能博你一笑、與你共勉的怒氣追緝寶典。